AF494174

ASILES D'ACCOUCHEMENT

DE LA

VILLE DE ST-PÉTERSBOURG.

ASILES D'ACCOUCHEMENT

DE LA

VILLE DE ST-PÉTERSBOURG.

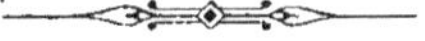

MATÉRIAUX STATISTIQUES

POUR LA

PROPHYLACTIQUE DES MALADIES PUERPÉRALES

PAR

W. STOLZ,

ACCOUCHEUR DE LA 1ʳᵉ SECTION DE LA VILLE DE ST-PÉTERSBOURG,
MEMBRE DE LA SECTION D'ACCOUCHEMENT DE LA SOCIÉTÉ DES MÉDECINS DE ST-PÉTERSBOURG, ET MEMBRE
DE LA SOCIÉTÉ DES MÉDECINS PRATIQUES DE LA MÊME VILLE.

PARIS.

HARTGÉ & LE SOUDIER

LIBRAIRES-COMMISSIONNAIRES

19, RUE DE LILLE.

1876.

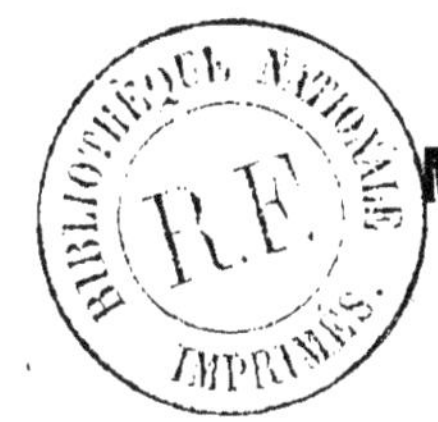
BIBLIOTHÈQUE NATIONALE
R.F.
IMPRIMÉS.

ACQUISITI
Nᵒ 68,90

Imprimerie TRENKÉ & FUSNOT, Maximilianovsky péréoulok, n° 15.

AVANT-PROPOS.

La publication en langue russe de ce compte-rendu m'a valu des attaques acharnées de la part des représentants des grandes maisons d'accouchement de St-Pétersbourg. Comme parmi les objections qui se sont produites il y en avait quelques-unes d'un caractère assez sérieux , je crois utile de signaler en guise de préface à l'édition française les plus essentielles.

On m'a fait observer, par exemple, que les 808 cas d'accouchements sur lesquels j'ai été à même de faire des observations exactes forment un nombre trop insuffisant pour qu'on puisse baser là-dessus des conclusions statistiques et que le total des 7,907 accouchements pour tous les asiles n'a pas été observé avec toute l'exactitude désirable, de sorte qu'il ne pouvait point servir de base positive.

On a dit encore qu'en tenant compte même de mes données numériques, il fallait conclure à une espèce de triage des parturientes dans les asiles ayant pour but d'obtenir des résultats favorables et on a cité des chiffres pour prouver que la proportion généralement admise des positions irrégulières du fruit, nommément deuxième position du sommet, position du siége et position transversale, n'est pas la même que celle citée dans mon compte-rendu. On en concluait que les couches irrégulières étaient comparativement moins fréquentes dans les asiles et que, par conséquent, les résultats devaient forcément être plus favorables.

Je répondis que dans une comparaison des résultats obtenus par deux établissements le nombre des malades ne peut servir que de *criterium* des dimensions de l'établissement, et que dans ces cas c'est la période de temps prise comme terme de comparaison qui joue le rôle principal. J'avais mis cinq ans à faire mes observations sur les 808 accouchements mentionnés, ce qui est parfaitement suffisant pour faire des comparaisons. Dans cette période de temps, les asiles sont comparés en qualité d'une unité, opposée à d'autres unités. En constatant dans les asiles un écart insignifiant de la mortalité annuelle et générale, et en voyant pendant la même période une augmentation considérable de mortalité dans d'autres établissements fondés sur des principes différents, j'avais le droit de faire des conclusions identiques pour des établissements de même espèce et de tirer des conclusions des 7,907 cas d'accouchement qui ont eu lieu dans les asiles.

Pour ce qui est du triage des accouchées j'ai fait observer que mes opposants citent comme positions dangereuses du fruit des positions soit dangereuses pour le nouveau-né et non pour la mère, soit des positions parfaitement régulières. En admettant même que le triage relativement à la position transversale ait été fait, j'ai établi que les cas cités augmenteraient seulement de 2 millièmes le chiffre de la mortalité dans les asiles, ce qui ne pourrait pas faire monter le 1 °/o de mortalité de ces établissements à 4 °/o, qui est la proportion de la mortalité dans l'établissement le plus considérable des Maternités de St-Pétersbourg.

Pour ce qui est des deux asiles pour lesquels je donne dans mon travail un compte-rendu détaillé, il y a été fait sur 808 accouchements 54 opérations, et les accouchements irréguliers s'y sont produits tout aussi souvent qu'à la Maternité. L'énumération des opérations qui ont été faites prouve que s'il avait pu y avoir triage, il a dû être fait dans un sens contraire à celui dont on a parlé, et cependant la mortalité dans les asiles n'a monté dans une période de 5 ans qu'à 1,1 °/o.

Quelques-uns de mes opposants les plus acharnés ont cru pouvoir même exprimer des doutes sur l'exactitude de mes chiffres. Je crois devoir répondre à ceci que les 808 accouchements que j'ai analysés en détail ont eu lieu presque tous sous mon inspection personnelle, et que les données sur les 7,099 autres cas d'accouchement ont été puisées par moi dans des comptes-rendus officiels.

Persuadé par l'expérience et profondément pénétré de la conviction que dans les asiles que j'ai décrits l'état des suites de couches a un tout autre cours, bien plus favorable que dans les grandes maisons d'accouchement, je serais heureux si mon compte-rendu aboutissait à ce que l'expérience faite à St-Pétersbourg par rapport aux asiles pour les accouchées trouvât des imitateurs ailleurs.

St-Pétersbourg, 2 juillet.

PREMIÈRE PARTIE

COMPTE-RENDU

DE

L'ADMINISTRATION DES ASILES MUNICIPAUX DE ST-PÉTERSBOURG

POUR LES ACCOUCHÉES.

Le moment le plus critique dans la vie de la femme est, sans contre-
dit, celui où elle devient mère. Son état est pénible alors, même lorsqu'elle
se trouve dans une position brillante, entourée de soins attentifs, et large-
ment pourvue de tout ce qui est nécessaire à la vie ; mais en l'absence de
tous ces avantages, la position de la femme devient insoutenable, d'autant
plus que le manque de soins et la non-observation de exigences hygiéniques influent d'une manière pernicieuse, tant sur la santé de la mère que
sur le développement de la future génération.

La bienfaisance publique a compris depuis longtemps cette vérité constante, et tourné son attention vers les malheureuses femmes en couches, for-
cées, par les conditions mêmes de la vie sociale, de recourir à la protection
de cette bienfaisance. D'abord on admettait les femmes enceintes dans les
hôpitaux ; puis on construisit des établissements séparés, appropriés au but
spécial de l'accouchement. La société ne ménagea pas les ressources à un
tel genre d'établissements ; mais, malheureusement, il fut bientôt avéré que
les résultats de cette bienfaisance étaient des plus affligeants : les maladies
et la mortalité, parmi les personnes qui y recouraient, atteignaient parfois
des proportions effrayantes, dépassant de beaucoup celles qui frappaient les
accouchées privées de tous soins et abandonnées à elles-mêmes.

En recherchant la cause de ce triste phénomène dans les conditions peu satisfaisantes des bâtiments, ainsi que dans l'entretien des maisons d'accouchement, on a demandé les avis des personnes compétentes. C'est ainsi qu'en 1864 une délégation bohême, préposée à la construction d'un nouvel établissement obstétrique, soumit aux représentants de la science (Oppolzer, Skoda, Rokitansky, Virchow, Lange, Hecker, Schwartz et Lœschner) quatre questions auxquelles il fut répondu ce qui suit : *) a) que les maladies suites de couches se transmettent par contagion (à laquelle il faut avoir toutefois une prédisposition. Virchow), et que, par suite, il faut séparer soigneusement les malades des personnes saines ; b) qu'il ne convient pas de construire de grandes maisons d'accouchement, mais seulement des bâtiments donnant la possibilité d'admettre de 800 à 1,500 femmes (Virchow); c) qu'il est nécessaire d'avoir, à côté des maisons d'accouchement, des édifices de réserve (*Wechselhaus*), pour y transporter les malades en cas de besoin, et pouvoir opérer commodément l'aération ; d) qu'enfin le personnel qui soigne les malades dans l'établissement principal doit être tout à fait différent de celui des édifices de réserve.

Conformément à ces avis de la science, nombre de maisons d'accouchement furent reconstruites et améliorées ; dans quelques localités il s'en éleva de nouvelles, grandioses et souvent somptueuses, créées selon toutes les règles de l'hygiène et de l'art savant de l'architecte, pourvues des moyens de ventilation les plus nouveaux, et répondant presque à toutes les exigences de la science mentionnées ci-dessus, maisons ayant entraîné de grands frais de construction et coûtant des sommes considérables pour leur entretien. On peut ajouter à cela que l'inspection de toutes les maisons d'accouchement, sans exception, s'efforce actuellement de faire admettre le principe de l'isolation complète des malades d'avec les personnes saines, attendu que les accoucheurs se sont convaincus depuis longtemps, par la pratique, que les maladies puerpérales sont au plus haut degré susceptibles de passer des malades aux personnes bien portantes. Il semble que tout ait été fait pour arriver à des résultats satisfaisants ; par malheur, les nouveaux établissements obstétriques ne réalisent pas les espérances qu'on en avait d'abord conçues.

Portons, à titre d'exemple, notre attention sur les rapports de quelques maisons d'accouchement qui se distinguent par leur organisation splendide. D'après le compte rendu de l'Établissement obstétrique impérial de l'Hospice des Enfants trouvés de St-Pétersbourg, on voit qu'en 1869 il y a eu

---

*) Monatsschrift für Geburtskunde (1864, p. 155).

1877 accouchées, dont 138 (7,3 %) sont mortes ; qu'en 1870 il y en a eu 1759, dont 65 (3,7 %) sont mortes ; qu'en 1871, sur 1999 accouchées, il en est mort 98 (4,9 %) ; qu'enfin en 1872, quand, d'après les termes du rapport, toutes les dispositions avaient été changées, et quand les précautions les plus minutieuses avaient été prises contre la possibilité de transmission des miasmes, sur 2,070 accouchées la mortalité a été de 68 (3,3 %) *). Les résultats obtenus dans d'autres villes ne sont guère plus consolants. A l'Institut d'accouchement de Dresde, administré par Winkel, les résultats des opérations ont été les suivants : En 1868, sur 775 accouchées, il en est mort 29 (3,7 %) ; en 1869, année consolante et unique, sur 739 accouchées, il n'en est mort que 5 (0,67 %); en 1870 (époque de la réinstallation dans un nouveau bâtiment amélioré), sur 981 accouchées il y a eu 11 (1,1 %) décès ; en 1871, il y en a eu 9 (0,92 %) sur 968 accouchées ; en 1872, 52 (5,2 %) sur 991 ; enfin en 1873, malgré les soins les plus attentifs, malgré l'observation scrupuleuse de toutes les exigences hygiéniques par un personnage d'une autorité telle que Winkel, il y a eu 18 décès (1,8 %) sur 1,011 accouchées **).

Mais ce n'est pas tout encore. Les chiffres de mortalité inscrits dans les rapports en question se fondent, pour ainsi dire, dans la masse annuelle des accouchées ; mais si nous portons nos regards sur celles de ces dernières qu'une implacable nécessité fait entrer dans un établissement donné au moment d'une maladie endémique, nous trouvons que l'accouchement est, pour ces malheureuses, plus périlleux que ne peut l'être pour un soldat la bataille la plus sanglante. Nous remarquons dans le compte-rendu de l'Établissement obstétrique impérial pour l'année 1871 qu'au mois de mars il y a eu 1 décès sur 10,8 accouchés ; au mois d'avril, 1 sur 11,7 ; au mois d'octobre, 1 sur 16, etc. Dans la maison d'accouchement de Dresde, il y a eu, au mois de mars 1872, 1 décès sur 9,2 accouchées, au mois d'avril, 1 sur 6, etc. Et cela, tandis que parmi les femmes enceintes qui ne profitent pas des bienfaits des maisons d'accouchement, et sont parfois laissées dans la situation la plus pitoyable, sur 934,781 accouchées il n'en est mort que 4,405, c'est-à-dire une sur 212.

Les petites sections d'accouchement établies près des hôpitaux sont, par leurs résultats, presque plus malheureuses encore que les grands établisse-

---

*) Rapports médicaux de l'Établissement obstétrique impérial de l'Hospice des Enfants trouvés de St-Pétersbourg, de 1840 à 1871, par Bidder et Soutouguine.

Compte-rendu médical de l'Établ. obst. imp. de l'Hospice des Enfants trouvés pour l'année 1872, par Tarnovsky.

**) Berichte und Studien aus dem Königl. Entbindungs-Institute, Dresden, von Dr. Winkel.

1*

ments : ainsi, à St-Antoine, à Paris, dans un laps de 28 ans, il y a eu, en moyenne, un décès sur 14,8 accouchées *).

En Angleterre on a pratiqué et on pratique encore un moyen d'appliquer la bienfaisance publique à l'assistance des femmes en couches. Il consiste dans l'organisation d'un personnel destiné à leur porter secours à domicile. Mais, à cause, sans doute, des inconvénients relatifs tant à la quantité de ce personnel qu'à l'emploi des secours eux-mêmes, ce moyen n'est pas appliqué partout. Celui qui a vu les pauvres et infectes habitations des prolétaires des villes, celui à qui il est arrivé, après l'application du forceps dans une chambre où un homme de taille moyenne ne saurait se tenir debout, de devoir se contenter, pour envelopper un enfant vivant, d'une natte sale ramassée sur le plancher, et de ne pouvoir obtenir un peu d'eau pour se laver les mains ; celui-là, disons-nous, ne pourra jamais croire à la possibilité d'application d'un pareil système. Aussi la question du moyen le plus efficace pour porter secours aux femmes en couches reste-t-elle encore pendante.

St-Pétersbourg, de même que toutes les capitales, a aussi ses maisons d'accouchement, à savoir : 1° l'Etablissement obstétrique impérial de l'Hospice des Enfants trouvés, possédant 102 lits et recevant annuellement jusqu'à 2,000 femmes et même davantage ; 2° l'Institut d'accouchement, placé sous le patronage de la grande-duchesse Catherine Mikhaïlovna, et admettant annuellement jusqu'à 900 femmes ; 3° la maison d'accouchement de Marie, placé sous l'auguste patronage de S. A. I. la grande-duchesse héritière, et recevant annuellement jusqu'à 400 femmes ; 4° la Clinique d'accouchement, où 150 femmes environ prennent place chaque année ; 5° la Section d'accouchement près l'hôpital urbain de Kalinkine, laquelle reçoit par an jusqu'à 100 femmes en couches. Dans les maisons d'accouchement de St-Pétersbourg, comme partout d'ailleurs, apparaissent et ont apparu assez souvent des fièvres endémiques puerpérales. Dans le cours de l'hiver de 1868 une pareille endémie se déclara à l'Etablissement obstétrique, de sorte que le contingent des femmes qui n'avaient pas chez elles d'endroit commode pour leurs couches (la population de St-Pétersbourg était alors de 650,000 habitants) reflua tout entier vers l'Institut d'accouchement, qui, cela va sans dire, ne put donner place à toutes celles qui réclamaient des secours. La conséquence en fut que beaucoup de ces infortunées durent, par les froids les plus rigoureux, être transportées par la ville d'un lieu à l'autre, dans le but de leur trouver un emplacement convenable. Les accouche-

---

*) *Des Maternités*, par le docteur Léon le Fort, p. 34.

ments dans les rues se répétèrent souvent, et, en fin de compte et par suite du trop plein, l'Institut d'accouchement fut lui-même menacé de l'épidémie.

Cette situation si affligeante pour la ville attira l'attention du général Trépow, alors grand-maître de police, aujourd'hui préfet de la ville et président de la commission sanitaire. Le professeur-accoucheur Krassovsky, le docteur Schmidt et M. Etlinger furent invités à une séance de cette commission ; ils opinèrent pour l'organisation de petits locaux d'accouchement dispersés dans la ville ; c'est alors que, d'après le projet du docteur baron Maydell, inspecteur pour la partie médicale, furent élaborés des règlements relatifs à l'organisation de petits asiles ou hospices d'accouchement dans les édifices publics des divers quartiers de la ville *), hospices qui devaient être entretenus aux frais de la ville, attendu que la majorité des femmes nécessiteuses appartient à la population urbaine. Les règlements élaborés étaient les suivants :

Règles temporaires des asiles d'accouchées, institués dans des maisons de police de quelques arrondissements de St-Pétersbourg.

1. Ces asiles ont pour but la réception gratis de pauvres femmes enceintes et l'assistance nécessaire au temps des couches.

2. Chaque asile contient trois lits et une chambre séparée pour les couches.

3. Les asiles sont administrés par des accoucheurs de police, nommés par le chef de police.

4. La surveillance des asiles, ainsi que le soin continuel des accouchées malades, sont imposés aux sages-femmes des arrondissements, logées dans les asiles mêmes.

5. Lesdits accoucheurs sont responsables du bon état de l'asile sous tous les rapports. Outre le traitement des malades et l'assistance pendant

---

*) Sous le rapport de la police, la ville de St-Pétersbourg est divisée en 12 arrondissements ou quartiers : l'Amirauté, Kazan, Spassk, Kolomna, Narva, Moscou, Rojdestvensky, Alexandre-Nevsky, Litéinaïa, Vibourg avec le faubourg d'Okhta, le Vieux-Pétersbourg et Vassili-Ostrow, y compris le quartier de Souvorow. Dans chacun de ces quartiers il y a un assez grand édifice public, espèce d'hôtel-de-ville, où sont installés les pompiers, l'administration de la police, la salle de refuge, la maison d'arrêt, etc.

les couches, ils sont encore chargés de l'inspection, si c'est nécessaire : *a*) de la manière dont s'acquittent de leur devoir les sages-femmes, *b*) de la régularité des dépenses de la somme fixée, *c*) de la nourriture des accouchées, de la propreté du linge et de l'ordre en général.

6. En cas de maladie ou d'absence de l'accoucheur, ses devoirs sont remis à un autre médecin par disposition du chef de police. S'il arrive pourtant que personne encore n'ait été nommé et que l'aide d'un accoucheur soit nécessaire, on va chercher l'accoucheur de l'asile voisin ou même le médecin de police de l'endroit.

7. Les sages-femmes sont chargées des devoirs suivants : *a*) de la surveillance des accouchées malades et de l'assistance pendant les couches ; *b*) des soins des nouveaux nés ; *c*) des dépenses de la somme assignée à l'entretien de l'asile, en y mettant de l'économie ; *d*) de la surveillance de la nourriture, du linge et de tous les objets indispensables appartenant à l'asile ; *e*) de l'ordre et de la propreté ; *f*) de la conservation du bien de l'asile et de l'ordre du ménage en général.

> *Remarque :* La nourriture des accouchées est préparée dans l'asile même et les sages-femmes doivent faire attention à ce qu'elle soit bonne et proprement préparée, ainsi qu'à la distribution des portions aux malades, conformément à l'ordonnance du médecin.

8. Il est permis à la sage-femme de l'asile de prendre une aide entre les sages-femmes s'occupant librement de la pratique ; ces dernières pourtant ne peuvent être admises à l'asile sans la permission du médecin, après l'assurance de celui-ci qu'elle sait son affaire ; dans ce cas on la nomme quelque temps après candidate d'une charge quelconque de sage-femme de police.

9. La sage-femme ne peut quitter l'asile pour un plus grand laps de temps que deux fois vingt-quatre heures. Quittant l'asile même pour peu de temps, l'aide doit occuper sa place en venant à l'asile ou bien en restant chez elle, attendant qu'on vînt la chercher. Pour quitter l'asile pour plus de 24 heures, la sage-femme doit avoir la permission du médecin. En quittant la maison elle est obligée de laisser l'adresse de l'endroit où elle va se rendre, pour qu'on puisse la trouver immédiatement en cas de besoin.

10. Pour faire le service chaque asile a une servante, une cuisinière et un commissionnaire, qui tous sont à la disposition de la sage-femme.

11. En cas d'extrême nécessité un lit peut encore être ajouté, mais seulement avec la permission du médecin.

12. On reçoit à l'asile en tout temps, nuit et jour, femmes et filles enceintes, quel que soit leur état ou leur religion, si elles n'ont pas de place chez elles pour accoucher, ni les moyens pour subvenir au secours nécessaire. En les recevant on n'exige pas leur passe-port et elles sont reçues tout aussi bien que les personnes dont on connaît l'origine et la demeure. Mais après les couches elles doivent donner des renseignements sur leur personne, excepté celles qui veulent en garder le secret, nommées accouchées secrètes.

13. Les accouchées secrètes sont celles qui par circonstance de famille ou par pudeur tiennent à tenir en secret leur maladie. Il leur est permis de ne pas se nommer, mais on exige qu'en entrant elles remettent un paquet cacheté avec les renseignements sur leur personne, dans les mains du médecin ou de la sage-femme ; ce paquet, elles le reprennent cacheté à leur sortie ou bien on l'ouvre en cas de décès.

Remarque : Si telle accouchée secrète est venue à l'asile sans ledit paquet, on lui propose de remplir cette formalité dans l'asile, où pour ce cas il faut qu'il y ait du papier, des enveloppes, etc.

14. Les femmes enceintes ne sont reçues à l'asile que quand il y a déjà des symptômes du commencement des couches. La réception de femmes enceintes sans pareils symptômes a lieu, avec la permission du médecin, seulement dans les cas où il y a des accès dangereux de maladie, comme convulsions, hémorrhagies, etc. Mais même dans ces cas, ces femmes enceintes malades restent à l'asile seulement le temps nécessaire pour les secourir, après quoi, leur force regagnée, elles quittent l'asile pour leur demeure, ou bien, si elles le désirent, pour être envoyées à un hôpital.

15. En entrant à l'asile, la femme enceinte remet son argent, ses effets et ses habits à la sage-femme, qui note le tout dans le livre et enferme tout ce qu'elle a reçu. Le linge de la malade, s'il est propre, elle le garde pour s'en servir.

16. Il n'est pas permis de prendre d'avance des places dans l'asile.

17. En cas qu'il n'y ait qu'une seule place libre, deux malades, arrivées en même temps, doivent tirer au sort.

18. La malade qui n'a pas pu être reçue à l'asile, par manque de place, est transportée, si sa position est dangereuse, dans quelque autre asile, où il y a une place vacante, ce dont on s'est assuré au moyen du télégraphe.

19. Les femmes enceintes aliénées ne sont reçues à l'asile que quand il a été tout-à-fait impossible de les placer ailleurs. Tout de suite après les couches on les transporte de l'asile dans un établissement spécial.

20. Les femmes souffrant de maladie syphilitique, ou autrement contagieuse, ne sont pas admises à l'asile, mais renvoyées à l'hôpital de Kalinkine.

21. Toute accouchée est libre de quitter l'asile quelques heures après son accouchement (pas moins de 6 heures) si cela peut se faire sans nuire à sa santé. Cela dépend du médecin. (Cette règle n'est pas suivie pour la plupart, ce qu'on verra par ce qui suit.)

22. Les accouchées malades par suite de blessures traumatiques pendant les couches ou opérations (blessures des parties sexuelles extérieures, du périnée, etc.) ne reçoivent à l'asile que la première assistance nécessaire, après quoi on les transporte chez elles, si elles peuvent y être traitées, et, sinon, dans un hôpital de la ville.

23. Les accouchées, tant qu'elles se trouvent à l'asile, nourrissent elles-mêmes leurs nouveaux-nés, si leur santé le leur permet. Si la mère ne veut pas garder son nouveau-né, on l'envoie à l'Hospice des Enfants trouvés.

24. Le baptême du nouveau-né peut s'accomplir dans l'asile, si la mère le désire ; le sacrement se fait à l'usage de l'Eglise à laquelle l'enfant appartient par sa naissance.

25. Les enfants nés morts ou avant le terme, ainsi que les nouveaux-nés morts à l'asile, sont enterrés aux frais de la police.

26. En cas de fièvre puerpérale, l'asile est fermé pour quelque temps. Les accouchées bien portantes sont transportées immédiatement dans d'autres asiles ou à un hôpital quelconque, ou bien transportées chez elles. Les malades restent à l'asile jusqu'au terme de la maladie ou bien, si c'est possible, sont transportées à quelque hôpital où il n'y a pas de section pour les accouchées.

Remarque: L'asile, après que les malades l'ont quitté, est aéré et purifié pendant quinze jours ; la clôture de l'asile, ainsi que la date de l'ouverture, sont publiées dans le *Journal de la Police.*

27. Les accouchées mortes sont déposées 12 heures après leur décès dans la chambre des morts, et ensuite enterrées aux frais de la police, ou bien rendues à leurs parents, si ceux-ci l'exigent.

28. L'argent, les effets et les habits de la défunte sont envoyés par l'intermédiaire de l'administration au juge de paix pour être remis aux héritiers.

29. Des entrevues de l'accouchée avec ses parents ou autres individus peuvent avoir lieu avec le consentement du médecin. A son insu aucun des visiteurs ne peut apporter à la malade ni aliment, ni boisson quelconque.

30. Un tronc est exposée dans chaque asile pour les offrandes volontaires des accouchées ou autres personnes, au profit de l'asile.

31. Dans la chambre des accouchées une lampe brûle toute la nuit devant l'image sainte.

32. Nuit et jour, sur la porte cochère ou l'entrée de la maison où se trouve l'asile, est suspendue une lanterne de couleur (verte) avec l'inscription : asile d'accouchées, qui s'allume la nuit.

33. La somme pour l'entretien de l'asile et les gages des serviteurs est remise une fois par mois au médecin, en échange de sa signature.

34. Chaque mois un rapport est présenté à l'administration, concernant les dépenses et le nombre de malades arrivées et sorties. A la fin de l'année on fait un inventaire des objets qui ne peuvent plus servir et un compte général de l'état et des fonctions de l'asile.

Le projet et les règlements y énoncés ont été approuvés et mis énergiquement à exécution par M. le préfet de la ville. Le 20 décembre 1868, un premier asile temporaire d'accouchement a été ouvert dans l'édifice public du quartier de la Litéinaïa, asile qui, au reste, n'a duré que jusqu'au 1er décembre 1869. Le 1er août de la même année, des asiles fixes ont été ouverts: 1° Dans l'édifice public du quartier de Kolomna, 2° dans celui du quartier de Vassili-Ostrow, 3° dans celui du Vieux-Pétersbourg, et 4° dans celui du quartier de Rojdestvensky.

Le cinquième asile a été ouvert le 5 décembre 1869, dans l'édifice public du quartier de Moscou. Le 1er mai 1870, un sixième asile a été organisé au faubourg d'Okhta, au moyen de sommes recueillies par Mme Adlerberg. C'est le premier établissement de ce genre qui ait occupé un local loué dans une maison particulière. Le septième asile, qui a pris le nom de Narischkine, a été ouvert le 12 mai 1871, au moyen de fonds fournis par M. Narischkine, et, comme le précédent, il a été installé dans un local loué. Le 16 octobre 1871, au moyen de fonds recueillis par les habitants du quartier de la Iamskaïa, on a ouvert un huitième hospice, qui a reçu le nom de Iamskoï et a été aussi installé dans une maison louée. Le neuvième asile, pareillement établi dans un local loué, a été ouvert le 5 octobre 1872 au quartier dit de Souvorow; c'est pourquoi il porte le nom d'asile d'accouchement de Souvorow. Le 8 octobre 1873, un dixième asile a été fondé au moyen de ressources fournies par M. Tulew, duquel, par suite, il a pris le nom; il occupe également un local loué. Enfin, au mois de juillet 1875, on a ouvert un dernier asile au compte du Dr Grunevald; cet asile occupe aussi une maison louée, et est administré par son fondateur.

Tous ces asiles ou hospices sont encore aujourd'hui en activité et se guident sur les règlements mentionnés ci-dessus. Ils se trouvent tous sous la juridiction de la commission sanitaire et soumis à la surveillance de l'inspecteur de la partie médicale, c'est-à-dire du baron Maydell, membre de cette commission. Cinq de ces asiles sont entretenus par la ville, les six autres par des dons privés. Les frais d'entretien en sont exprimés par les chiffres suivants:

Traitement du médecin accoucheur gérant l'asile. . . 25 roub. par mois.
Appointements de la sage-femme 10
Entretien de 3 accouchées à 20 cop. par jour pour chacune 18
Médicaments 2
Eclairage 3
Eau 4
Gages des domestiques. 20
Blanchissage du linge 4
Menues dépenses. 9

Total mensuel 95 roubles.

Le chiffre annuel de la dépense monte donc à 1,140 roubles argent. Dans les hospices qui ne jouissent pas d'un local gratis, il convient d'ajouter encore de 600 à 700 roubles pour le chauffage et le loyer, ce qui porte à 1,740 roubles la dépense annuelle. Conséquemment, avec une dépense annuelle de 1,140 r. répartie entre 5,232 accouchées qui, dans le cours de 6 ans et demi, ont trouvé asile dans les asiles à locaux gratis, le prix de revient de chaque accouchement se trouve être de moins de 7 roubles, tandis que dans les asiles à local loué et dépensant par an 1,740 roubles, répartis entre 2,575 femmes qui y ont trouvé place dans l'espace de 4^1/$_2$ ans, chaque accouchement revient à environ 12 roubles.

La forme de comptabilité et de tenue du journal a été jusqu'à présent la suivante:

№	Date de l'entrée.	Nom et condition des accouchées.	Age, complexion et état du bassin.	Quelle grossesse.	A quel terme de l'accouchement elle est arrivée.	Position du fruit.	Périodes de l'accouchement.	Mécanisme de l'accouchement, opérations, indication des opérations.	Enfant à terme ou non à terme.	Né vivant ou mort.	Sexe, poids et dimensions de l'enfant.	L'enfant a-t-il été pris par sa mère ou laissé à l'hospice.	Issue de l'accouchement pour la mère et l'enfant.	Date de la sortie de l'hospice.	Observations.

À PARTIR DE 1875, LA FORME DU JOURNAL A ÉTÉ MODIFIÉE AINSI QU'IL SUIT:

N° du journal et date de l'entrée.	ETAT DE LA FEMME ENCEINTE.	COURS DE L'ACCOUCHEMENT.	Jour et heure de la fin de l'accouchement et sa durée.	Position du fœtus lors de l'accouchement.	Sexe du nouveau-né, poids, longueur, dimensions et l'état de sa santé.	Etat des parties de l'ovaire.				COURS DE LA PÉRIODE DE SUITE DES COUCHES.	Jour de la sortie ou de la mort.	
						Placenta.	Cordon ombilical.	Eaux.	Membrane.		de la mère.	de l'enfant.
Nom. Etat. Age. Religion. Nombre de couches. Nombre d'enfants vivants.	Accouchements précédents. Dernières règles. Premier mouvement. Pourtour du ventre. Hauteur de la matrice. Forme du ventre. Battements du cœur de l'enfant. Mouvements de l'enfant. Mamelles. Tétins. Vagin. Col. Troch — sp. il. — cr. il. — Conj. ext. Conj. d., Conj. v. Taille. Cheveux. Complexion. Etat de santé.	Entrée dans la chambre d'accouch. Les premières douleurs ont commencé. Les eaux se sont écoulées. L'orifice est entièrement dilaté. L'enfant est né. Le délivre est sorti. Les douleurs ont été								Actuellement la constatation de la température est obligatoire pour tous les asiles.		

Ainsi la ville de St-Pétersbourg a eu la bonne fortune de mettre la première en pratique un système d'assistance des femmes enceintes, basé sur leur moindre agglomération possible, et d'après lequel elles sont, autant que faire se peut, entourées de soins domestiques. Ces hospices existant depuis plus de six ans, il semble possible à présent d'en évaluer les opérations et de peser les résultats obtenus.

Il va sans dire que dans ces asiles, institutions entièrement nouvelles, redevables de leur existence à une impérieuse nécessité, et spécialement fondées dans un but de bienfaisance, on a, dans l'origine, perdu de vue le soin de l'exploitation du matériel clinique, et qu'en outre on n'a pas élaboré de forme précise pour la comptabilité scientifique. Les accoucheurs dirigeant les asiles n'étant obligés d'annoter que le côté formel de la chose, c'est-à-dire le rapport exigé par l'administration, inscrivaient leurs observations ultérieures sans plan commun strictement arrêté, et d'après leur propre manière d'envisager l'affaire. Il arrivait ainsi qu'on annotait dans les livres d'un asile ce dont il n'était pas question dans ceux des autres; cette divergence ressortait surtout dans la question des maladies.

En raison de cette circonstance, nous nous bornerons au compte-rendu de deux asiles qui, par leurs opérations, se sont trouvés dans des conditions presque identiques, et dans lesquels les observations s'inscrivaient d'après un plan commun, nommément des asiles de Narischkine et de Tulew. Nous nous contenterons donc d'exposer les plans des huit autres en y ajoutant les chiffres généraux du résultat de leurs opérations.

De plus, pour comparer entre eux les résultats obtenus tant par nos petits hospices que par les grands établissements obstétriques, nous nous permettrons de n'avoir en vue que les grandes maisons d'accouchement (Maternités) de St-Pétersbourg, maisons qui, sous le rapport du climat comme sous celui du contingent des indigentes secourues, se trouvent dans les mêmes conditions que nos propres établissements.

Mouvement général des femmes en couches, des accouchées et des enfants dans tous les asiles du 1ᵉʳ août 1869 au 1ᵉʳ janvier 1876.

Ont accouché dans les asiles . . . . . . 7,907 femmes enceintes

Parmi elles:

Mariées 2,784

Non mariées 5,123

c'est-à-dire une femme mariée contre 1,8 non mariée.

Primipares (accouch. pour la 1ʳᵉ fois) . . . 2,490

Multipares 5,417

c'est-à-dire 1 primipare contre 2,2 multipares.

Fausses couches ou avortements 18

c'est-à-dire 1 avortement sur 439 accouchements.

Accouchements prématurés 499

c'est-à-dire 1 sur 15 à terme.

Accouchements gémellaires 152

c'est-à-dire 1 sur 52 accouchements.

Accouchement triple. 1

Il est né: garçons 4,143

   »   » filles. 3,900

c'est-à-dire 100 filles contre 106 garçons

Enfants mort-nés 382

c'est-à-dire 1 sur 22 enfants.

Enfants envoyés à l'Hospice des Enfants trouvés (l'année 1875 exceptée) · . . . 2,492

Ce qui donne les 69 % du nombre des enfants naturels.

Présentation de l'enfant lors de l'accouchement.

1ʳᵉ Position du sommet (occipito-iliaque gauche) 4,914 (61,1 %)

2ᵉ » » » (occipito-iliaque droite) 2,563 (31,8)

Position de la face 38 (0,47)

Position du siége 360 (4,5)

Présentation du tronc . . . . 31 (0,39°/o)
Positions non déterminées, accouch. dans la rue, etc. 137 (1,7   )

DANS LE NOMBRE INDIQUÉ D'ACCOUCHÉES :

Sorties en bonne santé 7,774
Mortes en couches 10
Mortes à l'asile de maladies puerpérales. . . . 29
Envoyées à l'hôpital, atteintes de formes graves 94
De ce nombre se sont rétablies 43
Mortes 41
Issues restées inconnues . . . . 10 *)
Conséquemment le chiffre des femmes mortes en
   couches ou de maladies puerpérales se trouve
   être de . . . . 1,1 °/o
Mortes de maladies puerpérales 1,01

RÉPARTITION DE LA RÉCEPTION DES ACCOUCHÉES ET DE LA MORTALITÉ SELON LES ANNÉES.

1869 dans 4 asiles se trouvaient 246 accouchées. Mortes 3 (1,2°/o)
1870 » 6 » » 839 » » 14 (1,6)
1871 » 8 » » 1,052 » » 11 (1,0)
1872 » 9 » » 1,344 » » 20 (1,5)
1873 » 10 » » 1,486 » » 13 (0,9)
1874 » 10 » » 1,513 » » 8 (0,5)
1875 » 10 » » 1,427 » » 11 (0,8)

Asiles d'accouchement de Narischkine et de Tulew au quartier de Narva.

L'asile d'accouchement de Narischkine a été fondé et est encore entretenu jusqu'à présent aux frais personnels de M. Narischkine, en l'honneur

---

*) D'après la coutume du bas-peuple russe de s'appeler du prénom du père au lieu d'en prendre le nom de famille, ce fait est très-compréhensible. Les passeports ou permis de séjour ne sont pas exigés dans les asiles, et les femmes ignorant leur nom de famille s'y appellent souvent du prénom de leur père. Mais dans les hôpitaux on exige un passeport et l'on inscrit le nom de famille des malades d'après ce passeport même. Il n'est pas rare, de cette manière, que la même personne reçoive deux noms différents, et quand par la suite on a besoin de prendre des renseignements sur son compte, il est souvent impossible de les obtenir avec précision.

Pour qu'on ne puisse nous adresser le reproche de forcer nos chiffres en vue d'obtenir des résultats favorables, nous inscrivons au nombre des mortes toutes les personnes que nous envoyons à l'hôpital avec une issue de maladie douteuse.

duquel il a reçu son nom. Il a été ouvert aux femmes en couches le 12 mai 1861. Depuis sa fondation, il est administré par M. Stolz, médecin-accoucheur. Il est installé dans une maison particulière, louée à cet effet; mais, par suite d'exigences diverses, il a dû, depuis qu'il existe, changer déjà trois fois de local. Il occupait à l'origine le rez-de-chaussée d'une vieille maison à deux étages. La distribution du local, ainsi qu'on peut le voir par le plan ci-joint *A*, était la suivante: *a*) antichambre; *b*) chambre de l'aide-sage-femme; *c*) salle ou dortoir des accouchées, avec indication de l'ordre de disposition des lits; *d*) chambre pour les accouchements; *e*) cuisine; *f*) chambre de remise; *g*) chambre de la sage-femme; *h*) petit vestibule; *k*) lieux d'aisance en fort mauvais état, et qui n'étaient pas nettoyés plus de quatre fois par an; *i*) petite chambre de domestique.

Devant la maison se trouvait un petit jardin; la cour était assez propre, mais exiguë, et le déversoir des eaux sales s'y trouvait précisément placé sous la fenêtre de la cuisine.

L'asile est resté dans ce local jusqu'au 10 mai 1873. Mais comme le contrat de location expirait à cette époque, et que, d'ailleurs, la maison avait passé en d'autres mains, l'asile dut continuer son action bienfaisante dans un autre logement.

C'est ainsi que l'asile fut transféré le 10 juin 1873 dans une maison de pierre à trois étages, mais vieille et malpropre *). Sauf le logement du propriétaire même, toute la maison est, du haut en bas, remplie d'artisans et de petits locataires. L'hospice se trouvait installé au 3me étage, et, d'après le plan *B*, il était distribué ainsi qu'il suit: *a*) antichambre; *b*) salle pour les accouchées, avec indication de l'emplacement des lits; *c*) chambre pour les accouchements; *d*) appartement de la sage-femme; *f*) chambre d'entrepôt; *e*) cuisine; *g*) chambre de l'aide-sage-femme; *h*) petite galerie; *i*) lieux d'aisance rarement nettoyés. Cour sale et exiguë. L'asile ne resta dans cette maison que jusqu'au 12 octobre 1873. Le donateur privé ayant assigné pour le loyer une nouvelle somme annuelle de 300 r., il devint possible de trouver pour 600 r. un logement dans une maison neuve à trois étages, pourvue d'eau et de waterclosets.

Depuis le 17 octobre 1873 jusqu'aujourd'hui, l'hospice occupe le rez-de-chaussée de cette maison, et, d'après le plan *C*, la disposition en est la

---

*) La cause du choix de maisons qui ne répondaient pas aux exigences hygiéniques résidait principalement dans l'exiguïté des ressources dont on disposait à cet effet. Vu le prix assez élevé des logements à St-Pétersbourg, la somme de 300 r. affectée au loyer d'un local ne permettait de s'installer que dans de vieilles maisons n'offrant pas les commodités de constructions nouvelles.

suivante : *a)* entrée principale ; *b)* antichambre ; *c)* chambre de l'aide ; *d)* appartement de la sage-femme ; *e)* chambre de remise ou d'entrepôt ; *f)* chambre pour les accouchements ; *g)* salle des accouchées avec indication de la disposition des lits ; *h)* corridor ; *j)* waterclosets ; *k)* cuisine. Cour petite, mais propre.

A l'exception des intervalles nécessaires aux déménagements, et entraînant d'eux-mêmes l'arrêt forcé de l'action bienfaisante de l'établissement, celui-ci n'a été fermé momentanément que trois fois, à savoir : du 30 avril au 10 mai 1874 et du 25 mars au 10 avril 1875, en vue d'une aération devenue nécessaire par suite du cours défavorable de la période qui suivait l'accouchement chez les femmes assistées ; enfin du 25 août au 18 octobre 1875, pour cause de réparations dans diverses parties de l'établissement.

Les cas qui ont donné lieu à la fermeture momentanée de l'hospice seront minutieusement décrits au chapitre des maladies puerpérales.

L'asile d'accouchement de Tulew a été ouvert le 8 octobre 1873 dans la maison de M. Tulew, qui a procuré les ressources nécessaires à son organisation, et fourni un local pour son installation. Il est entretenu jusqu'à présent aux frais de M. Tulew, et n'a pas changé d'emplacement. Il est administré depuis sa fondation par M. Vasten, médecin accoucheur.

Cet hospice occupe le rez-de-chaussée d'une grande maison de pierre, avec cour spacieuse et propre, située assez loin du centre de la ville, sur une rue large et à proximité d'une petite rivière aux eaux boueuses et quelque peu stagnantes. Il est disposé ainsi qu'il suit: *a)* escalier de parade avec porte donnant sur la rue ; *A)* antichambre ; *B)* salle des accouchées, avec indication de la disposition des lits ; *C)* chambre pour les accouchements, donnant sur la rue ainsi que la précédente ; *D)* chambre de bain et de remise ; *E)* appartement de la sage-femme ; *F)* cuisine ; *G)* petite galerie avec porte ; *H)* lieux d'aisance d'après l'ancien système, avec fosses nettoyées assez rarement. (Voir le plan.)

Pour cause d'aération, quoique sans motifs plausibles, cet asile a été fermé deux fois, nommément du 9 au 22 juillet 1874, et du 20 juillet au 4 août 1875.

DES FEMMES EN COUCHES.

Dans les deux établissements ci-dessus mentionnés, il y a eu en tout, depuis le 12 mai 1871 jusqu'au 1er janvier 1876, 808 accouchements, dont 560 à l'asile de Narischkine et 248 dans celui de Tulew. Parmi les femmes enceintes, il y avait 240 primipares, dont 174 ont accouché dans le premier de ces établissements et 66 dans le second. Les multipares, au nombre de 568, sont ainsi répartis: 386 pour l'asile de Narischkine et 182 pour celui de Tulew.

Quant au nombre des grossesses ou gestations consécutives, il est établi ainsi qu'il suit:

	A l'hospice de Narischkine.	A l'hospice de Tulew.
2 fois enceintes	135	67
3 » »	73	38
4 » »	57	29
5 » »	34	12
6 » »	29	16
7 » »	25	7
8 » »	9	6
9 » »	9	4
10 » »	5	»
11 » »	6	1
12 » »	4	1
13 » »	»	1
Total	386	182

Le tableau suivant indique, avec le nombre de gestations, l'âge des accouchées :

A g e.	1 fois.	2 f.	3 f.	4 f.	5 f.	6 f.	7 f.	8 f.	9 f.	10 f.	11 f.	12 f.	13 f.	Total.
16 ans . . .	1	—	—	—	—	—	—	—	—	—	—	—	—	1
17 »	5	3	—	—	—	—	—	—	—	—	—	—	—	8
18 »	11	1	—	—	—	—	—	—	—	—	—	—	—	12
19 à 25 ans.	169	124	41	18	5	2	—	—	—	—	—	—	—	359
26 » 30 »	41	60	44	38	20	14	4	1	1	—	—	—	—	223
31 » 35 »	8	11	18	11	13	17	13	6	2	2	2	—	—	103
36 » 40 »	4	8	9	11	7	10	14	5	10	2	3	5	1	89
41 » 45 »	1	—	—	1	2	—	1	2	—	1	2	—	—	10
46 » 50 »	—	—	—	—	1	1	—	—	—	—	—	—	—	2
51 » 55 »	—	—	—	—	—	—	—	1	—	—	—	—	—	1

La plus jeune femme, accouchant pour la première fois, avait 16 ans, et la plus âgée, enceinte pour la 8e fois à l'âge de 53 ans, était Marie

Voïnovitchew, femme d'un soldat, et inscrite sous le № 56. Elle était entrée à l'asile le 9 janvier 1873, à 7 heures du soir, prise d'hémorrhagie après 3 mois d'arrêt de ses règles. Elle avait eu auparavant 7 enfants, et sa dernière couche ne datait que de deux ans. La matrice pouvait être palpée au dessus du pubis, surtout lors d'une exploration combinée; elle était fléchie en avant; la portion vaginale était lisse, et par l'orifice de l'utérus, on sentait une vésicule gonflée. Les eaux s'écoulèrent pendant la nuit, et le 10 au matin, le col de la matrice s'étant dilaté, on put sentir les diverses parties du fruit. Un fœtus de trois mois, du sexe masculin, fut extrait, et le placenta fut décollé avec peine: il y eut une hémorrhagie assez forte. Aussitôt après cet avortement, la malade se rétablit, et le 14 janvier elle quitta l'asile, la matrice contractée et toute hémorrhagie ayant disparu. La température du sang ne s'était pas élevée chez elle à plus de 37°,8, et le pouls n'avait varié que de 70 à 80 pulsations par minute.

Deux intervalles intéressants entre la première et la seconde grossesse ont été observés: l'un de 17 ans, chez une personne inscrite, en 1871, sous le № 36, à l'hospice de Narischkine; l'autre de 22 ans chez une femme inscrite à celui de Tulew sous le № 83.

Les deux asiles ont admis 287 femmes mariées et 521 filles; 192 femmes et 368 filles sont entrées à l'asile de Narischkine; 95 femmes et 153 filles à celui de Tulew. Conséquemment la proportion des filles et des femmes mariées est de 64,5 % pour les premières, et de 35,5 % pour les secondes. Cette proportion met, sous ce rapport, les deux asiles dans les mêmes conditions que l'Etablissement obstétrique *), où le nombre des filles en 1871 et 1872 était 72 %.

Il y a eu 751 accouchements à terme, dont 525 à l'asile de Narischkine et 226 à celui de Tulew, et 51 accouchements prématurés, dont 30 pour le premier de ces établissements et 21 pour le second; enfin, 5 avortements ont eu lieu dans le premier et un seul dans le second. 10 femmes avaient accouché dans la rue.

La durée des accouchements a été la suivante:

	Primipares.	Multipares.	Total.
Moins d'une heure	»	1	1
De 1 heure à 5	.15	76	91
» 6 » 10	34	185	219
» 11 » 20	108	222	330

---

*) Rapports des Drs Bidder et Soutouguine-Tarnovsky.

2*

	Primipares.	Multipares.	Total.
De 21 heures à 30	40	51	91
» 31 » 50	23	19	42
» 51 et au delà	14	7	21
Nombre d'heures indéterminé	6	7	·13

La durée moyenne des accouchements, pour les femmes restées en bonne santé après leurs couches, a été, chez les primipares, de 17 heures 10 minutes, — la 2ᵉ période — 1 heure 33 minutes; chez les multipares, elle a été de 11 heures 58 minutes, — 46 minutes pour la 2ᵉ période. Quant à celles qui ont été malades après la délivrance, cette durée moyenne a été pour les primipares de 23 heures 52 minutes, la 2ᵉ période 1 heure 50 minutes, et de 11 heures pour les multipares, avec 53 minutes dans la 2ᵉ période.

La position du fœtus est indiquée par les chiffres suivants :

Présentation de la tête.	784	95,6 %
» de bassins	32	3,9
Position transversale (Procidence d'une épaule)	4	5
Avortements »	6	0,7
Proportions des présentations de la tête :		
Premières du sommet	577	70,3
Secondes »	190	23,3
Premières de la face	5	0,5
Secondes »	1	0,12
Indéterminées (accouchements dans la rue). .	10	1,2
Présentation du front	1	0,12

La position postérieure du sommet, lors de l'arrêt définitif de la tête dans le bassin, a été observée 8 fois ; la présentation occipito-sacro-iliaque droite (III Bouch), s'est rencontrée 3 fois, dont l'un dans un cas gémellaire sur un fœtus mort, né avant terme ; occipito-sacro-iliaque gauche (IV Bouch) s'est vu cinq fois. On a remarqué six fois l'abaissement de la grande fontanelle, lorsque le bassin était normal. On a observé une fois, lors de la présentation iliaque gauche et après le passage de la tête, une rotation des épaules si grande qu'au moment de leur sortie la tête du fœtus regardait la cuisse gauche de la mère. La durée de l'accouchement, lors des positions postérieures, a été en moyenne de 16 heures 10 minutes.

On a observé trois fois la présentation de la face, dont deux fois dans la position mento-iliaque droite et la troisième dans la position mento-iliaque gauche, celle-ci dans un accouchement gémellaire, alors que le second enfant non à terme était mort. En outre, deux positions frontales ont passé à la position de la face dans la cavité du bassin : 1° chez une femme accouchant pour la cinquième fois, et ayant le bassin normal ; sa délivrance a duré 14 heures 45 minutes dans la 1re période, et 2 heures 45 minutes dans la seconde: le front avait d'abord été senti dans la partie droite du bassin; le profil du visage était disposé en travers. Pendant le travail il se manifesta un redressement sensible : on put atteindre le menton, et l'enfant naquit dans la 1re position de la face (mento-iliaque droite); il était vivant, du sexe masculin, pesait 4,100 grammes et avait une grosse tumeur sur le front. La mère resta bien portante. 2° Chez une primipare dont le bassin était régulier; le petit garçon, né vivant, pesait 3,500 grammes ; l'accouchement se prolongea 15 heures 25 minutes dans la 1re période, et 2 heures 15 min. dans la seconde. Le mécanisme se trouva être le même que chez la précédente : la mère et l'enfant restèrent bien portants.

Un cas de présentation par la face s'est trouvé fort intéressant par son mécanisme. Il a été observé chez une femme entrée à l'asile le 24 novembre 1871 ; elle était âgée de 21 ans, et en était à sa première grossesse. Les dimensions de son bassin étaient les suivantes : troch. 30,5; sp. il. 25,5; cr. il 28; Conj. ext. 20; Conj. diag. 13 c. Les douleurs avaient commencé le 23 novembre, à 6 heures du soir, et cette femme était entrée à l'hospice à 3 heures du matin. Les eaux s'écoulèrent graduellement, et le col de l'utérus était complètement dilaté à 2 heures 30 minutes de l'après-midi. La tête se dirigeait dans la cavité du bassin selon la première position de face (mento-iliaque droite), ayant le diamètre du visage disposé transversalement et le menton tourné à gauche. C'est dans cette position que, après de fortes douleurs, elle descendit dans le bassin ; à sa sortie, le menton se tourna légèrement en avant vers la tubérosité ilio peitinée gauche, et le visage commença à se faire jour dans la position transversale. La joue gauche s'engagea sous l'arcade pubienne, le menton tourné à gauche et en avant, tandis que la joue droite glissait par le périnée. L'enfant naquit viable à 6 heures du soir ; c'était un garçon, qui pesait 3,100 grammes, et avait 49 cent. de longueur ; le pourtour de sa tête mesurait 36,5 c.; ses autres dimensions étaient 14,5 c., 11 c., 8 c., 5 c., 7 c. Il avait une tumeur sur la joue gauche. Episiotomie bilatérale. Quant à la mère, elle ne souffrit que d'une légère endométrite, dont elle se rétablit promptement.

On a observé un cas de position frontale qui présenta des difficultés dans l'accouchement. Ce cas était le suivant: № 90 entra à l'hospice le 14 octobre 1875; elle était âgée de 19 ans et enceinte pour la première fois. Sa santé était des plus robustes. Elle avait le bassin légèrement rétréci dans les diamètres antéro-postérieurs. Dimensions: troch. 29 cent; sp. il. 24 c.; cr. il 26 c.; conj. ext. 18 cent.; conj. diagonale 12 cent.; pourtour du ventre 101 c.; hauteur du fond de l'utérus 43 cent. Les douleurs avaient commencé à 4 heures du matin, les eaux s'étaient écoulées à 9 et la parturiente n'était entrée à l'asile qu'à 2 heures 15 min. La dilatation du col était complète, mais la tête restait arc-boutée à l'entrée du bassin, le front dans sa moitié de droite, et le nez disposé selon le diamètre oblique gauche; le menton ne pouvait être atteint, mais les yeux étaient palpés facilement. Les battements du cœur de l'enfant étaient entendus presque au niveau de la ligne blanche en bas. Dans l'impossibilité d'opérer la version par suite du trop grand engagement de la tête, l'accouchement fut abandonné aux seules forces de la nature. Des douleurs violentes, qui durèrent jusqu'à 9 heures du soir, ne changèrent rien à la position de la tête. Sur le front il se forma une grande tumeur qui s'étendit par dessus les yeux. A 10 heures on tenta d'amener, par une pression sur le front, la position frontale à la position faciale; mais une heure entière d'efforts ne produisit aucun résultat. L'engagement de la tête était si considérable qu'on ne pouvait songer à appliquer le forceps sans être sûr de causer à la mère des lésions graves. On se décida donc de nouveau à attendre. A 3¹/₂ heures du matin, les douleurs diminuèrent; la malade était épuisée et très faible; son pouls battait 110 pulsations par minute; elle eut deux fois des frissons et la température de son corps s'éleva à 38,5 %; les battements du cœur de l'enfant, d'une rapidité extrême, pouvaient à peine être entendus. Prenant en considération tant un certain rétrécissement du bassin dans ses dimensions directes, que l'apparition de la fièvre et l'affaiblissement des douleurs, il fut procédé à la perforation de la tête. Elle eut lieu au moyen du perforateur de Smély à la suture frontale en avant de la grande fontanelle; puis, la matière cérébrale ayant été extraite, on appliqua le cranioclaste de Braun, au moyen duquel, en 6 tractions assez fortes, on retira un enfant du sexe masculin, pesant 3,800 gr. et ayant 52 cent. de longueur. Ses épaules avaient 12 c., ses cuisses 9 c., et la tête sans la cervelle avait 30 c. de pourtour; il existait en outre une grande tumeur sur le front et les yeux. Le délivre fut extrait d'après Credé. Après la délivrance une assez forte hémorrhagie se déclara, tandis que l'utérus se reformait mal. On fit des injections dans la matrice avec une solution de sesquichlorure de fer. L'hémorrhagie s'arrêta, et l'utérus commença à se bien contracter. On constata des lésions à l'hymen, ainsi que des déchirures et des lésions de la muqueuse du vagin ; après l'accouchement, la température s'éleva à 38,1°. Le troisième jour après la délivrance, la malade eut un léger frisson. Les lochies devinrent sales et fétides et on remarqua du gonflement, de l'inégalité et comme des rugosités dans la membrane muqueuse de l'utérus. L'endométrite dura quatre jours, après lesquels les lochies devinrent blanches ; la portion vaginale se reforma et la matrice se contracta fort bien.

COURS DE LA FIÈVRE.

15 octobre au matin, temp.	38,4°	p.	88	soir	37,8°	p.	88
16 » » » »	38,3	»	90	»	39	»	96
17 » » » »	38,7	»	88	»	38	»	90
18 » » » »	38,1	»	80	»	38,3	»	82
19 » » » »	38,1	»	71	»	38,3	»	80
20 » » » »	37,5	»	74	»	37,6	»	80
21 » » » »	36,8	»	68	»	37,2	»	74
22 » » » »	37,3	»	70	»	36,8	»	70
23 » » » »	37,7	»	72	»	37	»	70
24 » » » »	37	»	70 bien portante, sortie.				

La présentation du siége a été observée 32 fois dans 31 accouchements ; elle a eu lieu 9 fois dans des accouchements gémellaires, et 23 fois dans des naissances individuelles. Si, du nombre total des accouchements, qui, déduction faite de 10 accouchements dans la rue et de 6 avortements, est égal à 793, on retranche neuf accouchements gémellaires, nous obtiendrons, sur 784 naissances individuelles, 23 positions du siége. — Eu égard à 14 accouchements prématurés, nous n'aurons plus que 9 présentations du siége sur 735 accouchements, c'est-à-dire 1,2 % ou un accouchement sur 81,5 ; en tenant compte des naissances, on obtiendra 3,9 % ou un enfant sur 25,3.

La présentation par le siége est répartie de la manière suivante :

Première position pelvienne	10, postérieur	1
Seconde position pelvienne	16 »	2
Première pos. non comp. des pieds . .	2 »	
Seconde	2 »	
Première position comp. des pieds . .	2 »	

Total 32, postérieur 3

Lors de la présentation par le siége, il y a eu 14 cas de naissances avant terme (le nombre total des accouchements prématurés est de 51) et 18 cas de naissances à terme. Il est né 21 enfants vivants (16 étaient à terme); 1 chétif, mort après l'accouchement, 6 macérés tous avant terme, et 4 morts, dont 2 à terme et 2 avant terme. Les accouchements se sont terminés 26 fois par les seules forces de la nature; au moyen des secours de l'art, il est né trois enfants vivants, deux morts macerés, et un fœtus mort. Ainsi, il s'est rencontré, lors de la présentation du siége, une extraction sur 5,3 accouchements, et 65,6 % des enfants sont nés vivants. Une extraction complète a été faite lors de la rupture de la matrice et quand le fruit était mort putréfié.

Voici le cas en question:

№ 73 entra à l'asile le 15 juillet 1874; elle était âgée de 29 ans, et enceinte pour la seconde fois. Elle avait fait ses premières couches à l'asile, et par suite de la faiblesse, des douleurs et de la lenteur de l'accouchement, on avait appliqué le forceps et opéré à la main le décollement du placenta. Le bassin avait les dimensions suivantes: troch. 28, sp. il. 22, cr. il. 24, Conj. exter. 19 c. Conj. diag. 12 c.; elle avait en conséquence le bassin légèrement plat. Elle avait cessé, quelques jours avant ses couches, de sentir les mouvements du fruit. L'accouchement, qui était à terme, commença à 2 heures du matin; la malade entra à l'hospice à midi, alors que les eaux s'étaient déjà écoulées chez elle. L'orifice de la matrice avait 3 doigts d'ouverture; le fœtus se trouvait dans la 2e position du siége, mais on n'entendait pas les battements de son cœur. Les douleurs étaient très-régulières; à 2 heures, la dilatation du col était complète, et les fesses se trouvaient à l'entrée du bassin. Les douleurs prirent subitement un caractère convulsif; un bain et des injections sous-cutanées de morphine les calmèrent d'abord; mais vers 7 heures du soir elles reparurent avec le même caractère; on administra alors de la poudre de Dover. A 9 heures du soir les douleurs cessèrent tout d'un coup; la malade eut un frisson, son pouls s'affaiblit et son visage se décomposa; elle vomit par deux fois; son ventre commença à se remplir de gaz et à se gonfler. A 10 heures on introduisit un crochet émoussé dans le repli inguinal de droite et l'on retira un fœtus mort et macéré, du sexe féminin; après quoi on décolla le placenta au moyen de la main introduite dans la cavité de l'utérus. Lors de cette dernière opération, on constata la rupture de la matrice, dans sa paroi antérieure de droite, sur une longueur approximative de 6 doigts transversaux. On mit de la glace sur le ventre et dans le vagin de l'accouchée et on lui administra du vin et du musc. Le pouls était presque imperceptible; le ventre continua à se gonfler de plus en plus, les forces disparurent et l'accouchée expira quatre heures après sa délivrance. La dissection du cadavre n'eut pas lieu; mais les investigations auxquelles on s'était livré pendant la vie de cette femme n'ont pu faire découvrir dans son bassin de cause capable de déterminer la rupture de l'utérus. Le fœtus était petit; il pesait 3,000 gr. et mesurait 49 c. de long; ses épaules avaient 10 c. et ses cuisses 8; la tête avait 34 c. de pourtour, sa dimension diagonale était de 13 c., sa dimension directe de 10: dans sa grande dimension transversale, elle avait 8 c. et 7 dans sa petite. De plus le fœtus s'était présenté par le siége. Conséquemment, la rupture de la matrice a eu lieu par suite de changements ou d'altérations dans son tissu cellulaire, altérations restées inconnues.

ACCOUCHEMENTS MULTIPLES.

Les accouchements gémellaires ont été, pour tout le temps, au nombre de 18 (dont 14 à l'hospice de Narischkine et 4 à celui de Tulew), c'est-à-dire 2,2 % ou un accouchement gémellaire sur 45. Parmi eux il y en a eu 14 à terme, dont 4 chez des primipares et 10 chez des multipares, et 4 prématurés, desquels 2 chez des primipares et 2 chez des multipares. Ainsi, il s'est trouvé, dans les cas gémellaires, 6 primipares et 12 multipares.

D'après leur âge, les primipares se divisent ainsi qu'il suit :

De	18	à	20	ans	1
»	21	»	24	»	2
»	25	»	30	»	2
»	31	»	38	»	1
				Total	6

Les multipares sont ainsi réparties :

De	20	à	24	ans	2
»	25	»	30	»	2
»	31	»	35	»	6
»	26	»	40	»	2
				Total	12

Relativement au nombre des gestations précédentes, les accouchements gémellaires ont été :

Pour la 2ᵉ fois de 2
» 3ᵉ » » 1

Pour la 5° fois de 4
»   6°   »   » 1
»   7°   »   » 2
»   8°   »   » 1
»   11°   »   » 1

D'après la position des fœtus, les accouchements gémellaires se sont trouvés classés de la manière suivante:

Les deux jumeaux présentant le sommet . .. 8
l'un présentant la tête, l'autre le siége . . . 1
les deux présentant le siége ou les pieds . . 1
l'un le siége et l'autre la tête 6
l'un la tête et l'autre l'épaule 2

Il est arrivé, chez une femme accouchant pour la 11° fois, un cas où, lors de l'arrêt définitif de la tête dans l'excavation, le premier enfant est né à la présentation occipito-sacro-iliaque droite (III Bouche), et, chez une primipare, un autre cas où le second enfant, pesant 2,750 gr., est né dans la 1re position de la face.

On a fait, quant au sexe, les remarques suivantes:

Deux garçons. 5
Deux filles 2
Le 1er enfant, garçon, l'autre fille. . . 3
Le 1er fille, l'autre garçon 8

Il est né, en tout, 21 garçons et 15 filles, parmi lesquels 17 garçons et 12 filles étaient vivants. Dans ce nombre, 2 filles et 1 garçon sont nés avant terme. Le plus gros enfant, d'après le poids, est sorti le premier dans 10 cas différents, et le second dans 8. Le plus grand poids des deux fruits, un garçon et une fille, a été de 6,450 gr. Le placenta se composait de deux parties distinctes réunies par leurs bords, et pesait 1,400 gr. Le premier fœtus est né mort dans deux cas, et le second, dans trois. Lors d'accouchements prématurés, la naissance de deux fœtus morts, garçon et fille, n'a été observée qu'une fois. Il est arrivé un cas où, après la naissance d'une fille vivante et tout à fait formée, est né un garçon mort, qui par son développement correspondait au huitième mois de la gestation, et ne pesait que 1,900 grammes.

On a observé 4 cas de placentas distincts pour chaque enfant; trois fois on les a vus adhérents, et ils se sont trouvés 11 fois communs aux deux fœtus.

La durée des accouchements a été la suivante:

	Primipares	Multipares	Total
De 1 à 5 heures	1	4	5
» 6 10 »	1	2	3
» 11 20 »	2	4	6
» 21 30 »	1	2	3
» 63 »	1	»	1

Total 18 accouchées.

L'intervalle le plus court entre la première naissance et la seconde a été de 5 minutes; le plus long, de 6 heures.

Les accouchements se sont terminés trois fois par le secours de l'art: I. Lors de la chute du cordon ombilical chez une multipare, et quand le fœtus se trouvait dans la 2e position du siége (sacro-iliaque droite), on a dû faire l'extraction du 1er enfant en le tirant par les pieds, puis, également par suite de la chute du cordon, la version et l'extraction du second, qui se trouvait dans la 2e position du sommet (occipito-iliaque droite). Les deux enfants, un garçon et une fille, sont restés vivants, et se sont trouvés les plus grands de tous les jumeaux observés. La mère est restée bien portante. II. On a fait, chez une multipare, la version et l'extraction du second enfant, qui occupait la 1re position transversale. La mère et le petit garçon extrait sont restés bien portants. III. On a fait, chez une multipare, la version et l'extraction du second fœtus se trouvant dans la 2e position transversale. La mère et la petite fille extraite sont restées en bonne santé.

Quatre femmes ont été malades après un accouchement gémellaire: trois primipares et une multipare; trois ont souffert des formes légères de l'endométrite; chez une primipare, l'endométrite a été accompagnée d'une paramétrite droite; une autre primipare a été atteinte d'une endométrite grave, compliquée de paramétrite et accompagnée d'une fièvre violente et continue ayant un caractère septique. La malade a été transférée à l'hôpital, où elle s'est cependant rétablie.

Il y a eu 4 cas d'hémorrhagie après les accouchements gémellaires.

ACCOUCHEMENTS PRÉMATURÉS.

Il y a eu 51 accouchements prématurés, dont 17 chez des primipares et 34 chez des multipares. La position du fœtus a été la suivante:

1re position du sommet . . . . 25 47,4 %, post. — 2
2me   »   »   . . . . 15 27,3   »   — 1

Présentation par la tête d'un fœtus de 6 mois   1   1,8 %

1ʳᵉ position du siége   6   10,9

2ᵐᵉ   »   »   . :   3   ● 5,5

1ʳᵉ présentation par les pieds   . . . -   4   7,2

2ᵐᵉ   »   »   1   1,8

Total . 55   7 %

Il s'est donc rencontré quatre accouchements gémellaires.

Il est né 37 enfants vivants, dont 4, qui étaient faibles, sont morts bientôt après leur naissance ; il y a eu 7 fœtus mort-nés et 11 macérés.

D'après l'époque des accouchements prématurés, on a remarqué ce qui suit :

Nombre d'accouch.,	vivants,	faibles,	morts,	macérés,	sommet,	siége.
6 mois . . . 5	—	1	2	2	4	1
7 » . . . 10	4	2	2	2	6	4
8 » . . . 11	7	1	1	3	10	2
9 » . . . 25	22	—	2	4	21	7

La cause des accouchements prématurés est ordinairemeut restée inconnue. Un cas de casuistique des accouchements prématurés a présenté un grand intérêt sous ce rapport.

Ce cas concerne une femme de 27 ans, enceinte pour la troisième fois, et inscrite sous le № 12 de l'année 1875. Après un avortement, lors de la seconde grossesse, s'était développée en elle une atrophie de l'utérus, *per super involution*, observée par moi avant la grossesse, dans le cours de plusieurs mois. Les règles étaient peu abondantes, le canal du col ne laissait passer qu'une petite sonde, et la cavité de l'utérus ne mesurait que 2,5 cent. Après deux mois d'un traitement consistant en une irritation mécanique de la matrice au moyen d'une sonde, et en médicaments fortifiants, la cavité augmenta jusqu'à 3,5 cent. ; les règles devinrent plus abondantes, et un mois plus tard cette femme se trouva enceinte ; mais au commencement du mois de février arriva, sans aucune cause apparente, un accouchement prématuré accompagné de douleurs convulsives. Un fœtus mort naquit dans la 2ᵐᵉ position du siége. L'investigation attentive du placenta et du fœtus ne donna aucune indication sur la cause de cet accouchement prématuré ; c'est pourquoi il fut attribué au peu de développement de l'utérus. L'accouchée resta fort bien portante. (Ce cas a été décrit en détail dans les №№ 6 et 7 du *Messager russe de la médecine* pour l'année 1875.)

A la suite d'accouchements prématurés, 37 femmes sont restées bien portantes, 11 ont légèrement souffert et 3 sont tombées gravement malades : ces trois dernières sont mortes. Si nous comparons ces chiffres à celui des maladies générales de l'asile, nous obtenons relativement aux accouchements prématurés un résultat très-défavorable. Nous trouvons, en effet, pour les accouchements prématurés suivis de maladies 27,5 °/₀ (pour tout l'asile il est de 25,9 °/₀); formes graves 5,9 °/₀ (2,4 °/₀) et enfin mortalité 5,9 °/₀ (1,11 °/₀). En conséquence, nos observations confirment les déductions de MM. Hégar et Soutouguine, en ce sens que la mortalité est plus grande après les accouchements prématurés qu'après les délivrances à terme.

ACCOUCHEMENTS PATHOLOGIQUES DÉPENDANT D'ANOMALIES DU COTÉ DE LA MÈRE.

Des douleurs faibles ont été observées 52 fois, dont 19 fois, ou 7,9 °/₀, chez des primipares, et 33 fois, ou 5,8 °/₀, chez des multipares. Elles ont été conséquemment plus fréquentes chez les premières que chez les secondes. Quant à l'influence de l'âge sur les douleurs faibles, il est avéré que plus une primipare est âgée, plus ces douleurs sont fréquentes. Sur 186 accouchements chez des primipares avant 25 ans on en a observé 8 cas ; sur 41 jusqu'à 30 ans, 5 cas, et sur 13 après 30 ans, 6 cas. Le même rapport existe pour les multipares, savoir : avant 25 ans 7 cas, avant 30 ans 11 cas, et après 30 ans 15 cas. Dans 10 cas chez des primipares et dans 9 chez des multipares, on a employé des opérations obstétriques. 20 accouchées sont tombées malades, desquelles 13 primipares et 7 multipares ; toutes ont souffert de formes légères, mais aucune n'est morte.

Des douleurs spasmodiques ont été observées 27 fois, dont 15 ou 6,2 °/₀ chez des primipares, et 12, ou 2,3 °/₀, chez des multipares. Relativement à l'âge des accouchées on a remarqué ce qui suit :

Chez des primipares :		Chez des multipares :	
18 ans 1		de 20 à 25 ans 2	
19 » 1		» 26 » 30 » 6	
jusqu'à 25 ans . 4		» 31 » 40 » 4	
» 30 » 5			
» 40 » 4			

Les positions du fœtus ont été les suivantes : 22 positions du sommet et 5 du siége. On a observé 4 cas de douleurs spasmod., lors de rétrécissement du bassin; 1 fois dans un accouchement gémellaire ; 2 fois lors d'accouchements prématurés ; et 2 fois à la naissance de fœtus né avant terme (ils avaient 6 mois). Les accouchements ont été terminés par les secours de l'art 4 fois chez des primipares et 3 fois chez des multipares. Le moyen le plus effectif de calmer les douleurs spasmodiques, consistait dans des injections sous-cutanées de morphine. Dans cinq cas des crampes, qui, après la première période, ont duré des dizaines d'heures, dépendaient de membranes épaisses. La rupture artificielle de la poche des eaux a produit dans ces cas un changement remarquable dans le caractère des douleurs, et, après cette opération, les accouchements se sont toujours terminés en moins d'une demi-heure. Dans un cas arrivé à une primipare, dont la première période avait duré 32 heures, la poche des eaux s'étant rompue pendant que le col a dilaté de trois doigts, l'accouchement s'effectua après cela en 25 minutes.

Des incisions à l'orifice extérieur ont été pratiquées trois fois dans les circonstances suivantes :

Une femme âgée de 28 ans et enceinte pour la seconde fois entra à l'asile le 26 mai 1871 et y fut inscrite sous le № 8 ; elle avait fait ses premières couches à l'asile d'accouchement de Kolomna. On fit des incisions au col et on appliqua le forceps. Le bassin était normal, il mesurait: Trach. 30 c., Sp. il, 23 c., Cr. il. 25 c. Conj. exter. 19,5 c. Conj. diag. 13 c. Le pourtour du ventre était de 90 c. et la hauteur du fond de l'utérus de 27 c. On entendait les battements du cœur de l'enfant en bas et à gauche, et ses mouvements se faisaient sentir à droite. Les premières douleurs avaient commencé le 25 mai, à 7 heures du soir, et la femme était entrée à l'hospice le 26 à 11 heures du matin. L'orifice de la matrice, ouvert d'un doigt, était assez mince et assez mou. L'enfant se présentait à l'entrée du bassin dans la 1ʳᵉ position du sommet. Les douleurs étaient fréquentes, très-sensibles et reparaissaient à des intervalles irréguliers. Pendant ces douleurs, les contractions de l'utérus devenaient inégales, et la partie du fœtus présentée ne descendait pas plus bas. On administra un bain, et on fit des injections sous-cutanées de morphine — '/₆ gr. Les douleurs se calmèrent entièrement et la malade put dormir pendant trois heures, après lesquelles les douleurs reparurent avec le même caractère. L'orifice ne se dilatait pas ; mais pendant les douleurs, aussi bien que dans leurs intervalles, il restait lâche et mou ; la poche des eaux et la tête ne s'y appuyaient pas, à preuve que, pendant les douleurs mêmes, on pouvait librement, par l'ouverture du col, entrer dans le canal du col élargi, et reculant seulement de 5 à 6 centimètres, à partir de l'orifice extérieur, on pouvait palper, sur la surface interne de l'utérus, quelque chose comme un anneau tendu qui pressait solidement la tête, et sur lequel celle-ci s'appuyait, anneau qui ne permettait pas d'avancer le doigt entre la tête et la paroi de l'utérus. A 7 heures on fit encore des injections sous-cutanées de ¹/₆ de gr. de morphine. Les douleurs disparurent de nouveau totalement pour quelques heures. Vers le matin des douleurs identiques reparurent ; l'orifice ne s'ouvrait toujours pas : comme auparavant il restait mou, et la tête ne venait pas s'y appuyer ; elle semblait retenue par quelque chose de placé plus haut. On administra un bain, et on introduisit dans l'anus une bougie d'extr. de belladone *gr. ij.* On fit cinq fois des injections de morphine, on administra trois bains et on mit quatre bougies de belladone ; tous ces moyens, en particulier la morphine, calmaient les douleurs pour quelques heures ; mais les mêmes symptômes reparaissaient ensuite et l'accouchement n'avançait pas. Le pouls de la patiente a toujours été ferme et normal, battant jusqu'à 88 pulsations à la minute ; la malade s'inquiétait beaucoup. La température du corps variait entre 37° et 37,5°. Le 28 mai, à 2 heures de l'après-midi, on n'entendait déjà plus les battements du cœur de l'enfant. C'est ainsi que la chose alla jusqu'au 28 mai au soir. A 9 heures un frisson survint, le pouls s'accéléra jusqu'à 100 battements par minute ; la température s'éleva jusqu'à 38,5°, et les douleurs devinrent continues. A 10 heures du soir, on fit à la partie antérieure du col trois incisions, longues chacune de quelques millimètres. Malgré de violentes douleurs, l'orifice extérieur restait mou, non gonflé, de telle sorte que les ciseaux de Scanzoni y furent introduits fort librement. L'hémorrhagie fut peu considérable à la suite des incisions. Une demi-heure après se montrèrent des intervalles entre les douleurs, et la tête du fœtus commença à s'appuyer sur l'orifice extérieur, qui se dilata graduellement. A minuit, l'ouverture était déjà de 3¹/₂ doigts. Les douleurs étaient assez faibles, mais régulières, et elles avaient des intervalles de calme. A 4 heures, la dilatation du col était de 4 doigts ; la poche des eaux se rompit, et celles-ci s'écoulèrent. Les douleurs devinrent très-faibles, et leurs intervalles plus longs. A 7 heures 45 minutes, la dilatation était complète ; la tête se trouvait dans la cavité du bassin, mais les douleurs étaient presque nulles. A 10 heures, on appliqua le forceps, et, en 4 tractions, on retira un fœtus mort du sexe masculin, pesant 3,800 grammes, et ayant 54 cent. de long ; sa tête avait 38 c., 15 c., 9,5 c., 8,5 c. ; ses épaules 9,5 c., et ses cuisses 7 c. Le délivre fut extrait d'après Credé. Il y eut des lésions et de petites déchirures de la muqueuse du vagin et de la commissure postérieure de la vulve. La matrice resta bien contractée.

Le cours de la période qui suivit l'accouchement fut normal ; il n'y eut qu'une élévation de température qui atteignit 38,8° le soir du second jour de la délivrance. L'accouchée quitta l'hospice bien portante le 4 juin au soir.

En 1873, une femme inscrite sous le № 128 entra à l'asile le 20 décembre à 6 heures du soir; ses douleurs avaient déjà commencé à 10 heures du matin. C'était la même femme qui a été décrite sous le № 8 de l'année 1871. L'enfant se présentait dans la 2ᵉ position du sommet; la circonférence du ventre était de 95 c. et la hauteur du fond de la matrice, de 34 c. Les phénomènes décrits précédemment se répétèrent, et l'accouchement se prolongea jusqu'au 25 décembre à 8 heures du soir. Le 25 décembre, à midi, on fit des incisions, alors que le col n'était dilaté que d'un doigt; une demi-heure après, les douleurs convulsives changèrent de caractère; le col commença à se dilater, et lorsque l'ouverture fut de trois doigts, les eaux s'écoulèrent; à 7 heures la dilatation était devenue complète, et à 8 heures il naquit un fœtus mort du sexe féminin (les battements du cœur avaient cessé dès le 23 décembre); ce fruit pesait 3,500 gr. et mesurait 54 cent. de longueur; la tête avait 33 c., 14 c., 9 c., 7 c., les épaules 11,5 c. et les cuisses 9,5 c. Pendant la période de suite de couches il n'y eut aucune augmentation de température, et le 31 janvier au soir cette femme retourna chez elle en bonne santé.

En 1875, le № 4 était une primipare âgée de 37 ans; son bassin avait: Troch. — 34, Sp. il. 25, Cr. il. 30 c. Conj. exter. 22 c.; la Conj. Diag. norm., l'angle sacro-vertébral ne pouvait être touché avec le doigt. Les premières douleurs avaient commencé le 10 janvier à 8 heures du soir, et la femme était entrée à l'asile le 11 à 4 heures 30 minutes du matin. La tête se présentait dans la 1ʳᵉ position du sommet; le pourtour du ventre était de 102 c. et la hauteur du fond de l'utérus, de 33 c. Le col, lâche et mou, était entr'ouvert d'un doigt et demi. Les douleurs étaient violentes, leurs intervalles irréguliers et les contractions de l'utérus, inégales; au moment des douleurs, la tête se trouvait à l'entrée du bassin ne s'appuyant pas sur le col extérieur, qui n'en restait pas moins lâche et mou; le doigt passait librement entre la tête et la paroi de l'utérus, et ne rencontrait d'obstacle qu'à une hauteur approximative de 6 centimètres; mais cet obstacle ne dérivait pas de la pression de la matrice sur l'anneau osseux, attendu qu'on pouvait soulever la tête. On employa la thérapeutique, ainsi que dans les cas précédents. On administra trois bains et des lavements chauds; on fit 4 injections sous-cutanées de morphine; on mit trois bougies de belladone, et on fit prendre à la patiente *hydratis chloralii drachm.* dans 4 onces d'eau, à raison d'une cuillerée par heure; mais le tout en vain. La morphine calmait bien les douleurs de manière à ce qu'elles disparussent pour quelques heures; mais elles revenaient ensuite avec une nouvelle force. Le 13 janvier, à 7 heures du soir, on fit trois incisions d'un demi-centimètre chacune, à la lèvre antérieure de l'orifice. L'hémorrhagie fut peu considérable. Une demi-heure après, la dilatation étant de trois doigts, les eaux s'écoulèrent; la tête descendit dans la cavité du bassin; les douleurs prirent un caractère régulier, après quoi elles devinrent plus faibles. A 8 heures, l'orifice était de 4 doigts: les battements du cœur de l'enfant commencèrent alors à s'affaiblir et à se précipiter. On appliqua le forceps sur la tête, qui se trouvait en ce moment dans une position transversale. L'extraction fut assez difficile; il y eut 8 fortes tractions, et la tête fit une rotation dans le forceps lors de leur écartement. Une petite fille fut extraite vivante; elle pesait 3,400 gr. et sa longueur était de 48 c.; sa tête avait 35 c.; 14 c.; 11 c., 9 c., 8 c., ses épaules 11 c. et ses cuisses 9 c. Le délivre fut expulsé d'après Credé. L'hémorrhagie, qui était assez forte après l'accouchement, fut arrêtée par des injections d'une solution de sesquichlorure de fer dans de l'eau glacée, par l'introduction de petits morceaux de glace dans le vagin et par deux doses de *pulv. secal. cornuti*, à raison de 10 grains chacune. Les incisions ne s'étendirent pas. Il y eut une déchirure de la paroi postérieure du vagin et des lésions de l'hymen.

La période qui suivit l'accouchement se passa d'une manière tout à fait normale, à part que le soir du second et du troisième jour, la température s'éleva à 38,3° et 38,6°. La déchirure du vagin se cicatrisa, et le 30 janvier l'accouchée quitta l'hospice parfaitement bien portante.

Ces trois cas ont eu un cours identique: l'absence de contractions, la mollesse et le relâchement de l'orifice extérieur ont prouvé qne les constrictions spasmodiques de l'utérus ne s'y répercutaient pas; le resserrement et la formation d'une résistance dans un endroit correspondant approximativement au col intérieur, et l'absence de pression sur la partie apparaissant à l'orifice extérieur, permettent de conclure, à l'encontre de l'opinion émise par quelques auteurs estimés*) que dans tous ces cas nous avons eu affaire à la constriction de l'orifice du col intérieur. Ce que font les incisions dans ce cas, et de quel secours elles sont, c'est ce que je ne pourrais expliquer; mais, en tout cas, nous avons constaté que lors d'un spasme du col intérieur, l'effet des incisions est réellement frappant.

Il est né 20 enfants vivants et 8 morts; l'arrêt du délivre par des spasmes n'a été observé que 6 fois.

Parmi les accouchées, 6 primipares et 11 multipares sont restées en bonne santé; 8 primipares sont tombées légèrement malades; une multipare gravement atteinte a été transférée à l'hôpital, où elle est morte.

---

*) Scanzoni. Lehrbuch der Geburtshilfe.

On a fait, en outre, l'opération césarienne à une femme enceinte qui en est morte le troisième jour; à une autre on a fait l'extraction lors de la rupture de l'utérus: cette dernière est morte 4 heures après l'accouchement.

Des douleurs trop sensibles se sont rencontrées deux fois chez des primipares âgées chacune de 19 ans et qui sont restées bien portantes; une fois chez une femme âgée de 21 ans, accouchant pour la seconde fois, laquelle s'est vite rétablie, et une fois chez une femme à son 7ᵉ accouchement, laquelle a souffert d'une légère endométrite.

Des douleurs trop violentes ont été observées chez deux primipares de 19 et 22 ans, ainsi que chez six multipares. Une femme accouchant pour la 4ᵉ fois a été délivrée en 45 minutes. Chez une primipare ainsi que chez une femme à sa seconde grossesse, il y a eu déchirure du périnée. Tous les enfants sont nés vivants, et leurs mères sont restées en bonne santé.

La procidence du placenta s'est rencontrée en tout 4 fois: l'une était centrale, deux latérales et il y avait dans la 4ᵉ adhérence du délivre près de la partie inférieure de la matrice. A l'asile de Narischkine, cette anomalie s'est rencontrée, en quelque sorte, d'une manière épidémique à la fin de l'année 1874. Ces cas ont été les suivants:

Une femme, № 114, entra à l'asile le 14 octobre, à 4 heures 20 min. de l'après-midi; elle était âgée de 37 ans, et enceinte pour la 10ᵉ fois; son accouchement était prématuré, à la fin du 8ᵉ mois; une hémorrhagie assez forte s'était déclarée un jour avant l'entrée de cette femme à l'asile. La portion vaginale était petite; en faisant passer le doigt par le col de l'utérus, on sentait à gauche un assez grand morceau du placenta; à droite, on reconnaissait la tête. On introduisit le colpérinter, qui fut retiré deux heures après; mais comme, lors de cette opération, une hémorrhagie apparaisait chaque fois, il fut laissé jusqu'au 15 octobre. Ce jour-là à 1 heure 30 min. l'orifice était totalement ouvert, et la tête en comprimait le placenta; le colpérinter fut retiré, et à 1 heure 45 min. l'accouchement se termina par les seules forces de la nature. Il était né un petit garçon vivant pesant 2,450 gr. La mère sortit bien portante cinq jours après, n'ayant éprouvé aucune élévation de température.

Le № 117 entra à l'asile le 19 octobre, à 9 heures 15 min. du matin; c'était une femme de 30 ans, enceinte pour la 9ᵉ fois. Un jour avant l'apparition des douleurs, elle avait eu une hémorrhagie assez abondante; le col était dilaté d'un doigt; on sentait à droite la tête et à gauche un assez grand morceau du placenta; on sentait aussi, dans le cul-de-sac postérieur à gauche, une tumeur élastique de la grosseur du poing (kyste de l'ovaire gauche). On entendait distinctement, en bas et à gauche, les battements du cœur de l'enfant. Le colpérinter fut appliqué; lorsqu'on le retira à 1 heure 15 min., on s'aperçut que le placenta était dans le vagin; on opéra la version podalique et l'extraction. L'enfant, — petite fille morte en apparence et pesant 2,450 gr., — revint à la vie. La mère et l'enfant quittèrent l'hospice en bonne santé le 1ᵉʳ novembre. Une seule fois, le soir du second jour, il y eut une élévation de température qui atteignit 40°. Le kyste de l'ovaire resta sous l'aspect qu'il avait lors de l'entrée de la femme à l'hospice.

Une femme inscrite sous le № 130 entra à l'asile le 18 novembre, à 5 heures 20 min. du soir: elle était âgée de 43 ans, et enceinte pour la 11ᵉ fois; elle se trouvait alors au 9ᵉ mois de sa grossesse. Pendant quinze jours environ elle avait eu de très-fortes pertes de sang. Son pouls battait 110 pulsations à la minute; elle était pâle, peu sanguine, et avait de temps à autre des évanouissements et des vertiges. La portion vaginale, assez longue, était fortement ramollie; par le canal, à peine assez large pour le passage d'un doigt, on sentait le placenta, mais la partie procidente n'en pouvait être palpée. Le colpérinter fut introduit et laissé pendant 6 heures, sans qu'il se produisît de changements dans l'état du col; lorsqu'on le retira, il y eut une nouvelle hémorrhagie, et c'est pourquoi il fut remis et laissé avec intervalles, jusqu'au 21 novembre, à 3 heures et demie du matin, alors que l'orifice s'était ouvert de trois doigts. Vu l'épuisement de la malade et l'état progressif de l'anémie, on opéra la version podalyque, puis l'extraction d'une petite fille morte, née à terme et pesant 3,000 gr. Malgré les secours les plus énergiques, la mère mourut 4 heures après la délivrance, d'une anémie aiguë du cerveau.

Enfin le dernier cas, celui de l'adhérence du placenta près de la partie inférieure de la matrice, s'est rencontré le 12 avril 1875, chez une primipare accouchant à terme. L'hémorrhagie fut assez forte dans la 1ʳᵉ période de l'accouchement, qui, néanmoins, se termina sans les secours de l'art par la naissance d'un petit garçon pesant 3,000 gr. La mère quitta l'asile le cinquième jour sur ses propres instances; elle avait encore alors des symptômes légers d'endométrite, et la température de son corps atteignait 38,3°.

Un long arrêt du délivre a été observé 35 fois. Pour en accélérer la sortie, on s'est, chaque fois, servi du procédé de Credé. L'emploi en a eu lieu 24 fois après des opérations. Parmi les accouchées qui en ont été l'objet, dix ont été légèrement malades; quant aux 11 autres, chez qui l'expulsion du placenta a eu lieu sans autres opérations spéciales, une seule a souffert d'une légère endométrite.

L'adhérence du délivre et son arrêt spasmodique ont été observés 14 fois: 8 fois le placenta s'est trouvé adhérent et 6 fois il n'était que retenu. L'hémorrhagie a eu lieu dans tous les cas d'arrêt spasmodique, et seulement 3 fois lors de l'adhérence. Dans les onze cas, il a été expulsé au moyen de la main introduite dans la cavité de l'utérus. Six accouchées, et dans ce nombre deux dont le délivre sortit de lui-même, sont restées bien portantes; 7 ont légèrement souffert d'une endométrite catarrhale, compliquée, dans un cas, de paramétrite; enfin une accouchée a été atteinte d'une endométrite putride avec septicémie. Issue létale.

Les membranes placentaires ont été retenues dans 18 cas; huit fois elles sont sorties d'elles-mêmes, après quoi cinq accouchées sont restées bien portantes et trois ont souffert d'une légère endométrite; sept fois elles ont été extraites peu après la délivrance, et dans ces cas les accouchées sont restées bien portantes; trois fois elles ont été extraites le surlendemain de l'accouchement, et dans ces trois cas les malades ont souffert d'endométrite, mais se sont rétablies.

L'hémorrhagie pendant l'accouchement a eu lieu cinq fois chez des multipares, par suite de la décollation anticipée du placenta. L'hémorrhagie dépendante de l'arrêt spasmodique du placenta, ou de son adhérence, est indiquée ailleurs. L'hémorrhagie après l'accouchement a été observée 30 fois, dont 9 chez des primipares et 21 chez des multipares. Deux fois elle a dépendu, chez des primipares, de l'atonie de la matrice après de faibles douleurs, et de l'application du forceps; six fois elle a eu lieu par suite de ruptures profondes du col, une fois après l'application du forceps, et une fois après la perforation et la cranioclasie. Il se déclara une fois, par suite de la rupture du tissu et des vaisseaux avoisinant le clitoris, une très-forte hémorrhagie, qui ne put être arrêtée qu'au moyen d'un tampon de charpie humecté d'une solution de sesquichlorure de fer. Chez des multipares, l'hémorrhagie a été deux fois la conséquence de déchirures profondes; dans le reste des cas, celle de l'atonie de l'utérus, deux fois elle a eu lieu après l'application du forceps et une fois après la version et l'extraction.

Parmi les accouchées chez lesquelles l'hémorrhagie s'est déclarée pendant l'accouchement, trois ont souffert d'une forme légère d'endométrite, qui dans un cas a été compliquée de paramétrite; dans les deux autres cas les accouchées sont restées en bonne santé. Lors de l'hémorrhagie après l'accouchement, cinq primipares et dix multipares sont restées bien portantes; une primipare et six multipares avaient la fièvre; trois primipares et cinq multipares ont été atteintes d'une légère endométrite, mais toutes se sont rétablies.

Tous *les cas d'éclampsie* se réduisent à 5, c'est-à-dire à une éclampsie sur 161 accouchements. Dans trois de ces cas, l'éclampsie a paru dans le cours du travail, et ses attaques se sont deux fois renouvelées après les couches. Elle s'est montrée deux fois après la délivrance, et, dans l'un de ces derniers cas, cinq jours après. Dans tous ces cas d'éclampsie, à l'exclusion du dernier, il y a eu gonflement des extrémités et du visage, et il s'est rencontré passablement d'albumin dans l'urine. Le plus grand nombre d'accès a été de 18 chez une femme attaquée d'éclampsie après l'accouchement, et le plus petit nombre, de deux, chez une autre atteinte pendant le travail. Parmi ces femmes il y avait quatre primipares (dont deux âgées de 25 ans, une de 27 et la quatrième de 33), et une femme de 22 ans accouchant pour la seconde fois. Deux primipares ont eu des douleurs spasmodiques pendant les couches. Trois fois l'accouchement s'est terminé au moyen du forceps, et deux fois par les forces de la nature. Toutes celles qui ont souffert de l'éclampsie ont accouché à terme d'un seul enfant. Il est né trois fœtus vivants et deux morts. Quant aux accouchées, deux sont restées bien portantes et trois ont eu une légère endométrite.

La femme attaquée d'éclampsie le cinquième jour après sa délivrance avait souffert, avant et pendant ses couches, d'une pneumonie catarrhale aiguë ; elle a quitté l'asile tout à fait bien portante.

La déchirure du périnée a été observée 38 fois dans les deux asiles, dont 35 chez des primipares, 2 chez des femmes à leurs secondes couches et 1 chez une femme aux troisièmes. En comparant ce chiffre au nombre total des primipares, lequel est de 240, nous aurons une déchirure sur 6,9 accouchements. La proportion des déchirures se répartit ainsi : 30 pour l'asile de Narischkine, ou une déchirure sur 6,2 accouchements, et 8 pour l'asile de Tulew, soit 1 sur 8,2 accouchements. Cette différence provient de ce qu'à l'asile de Narischkine on a fait en tout 7 épisiotomies sur 174 primipares, tandis qu'à l'asile de Tulew, — 15 sur 66. N'étant pas partisan des incisions, que je regarde comme un surcroît de plaies superflues dans les organes génitaux, et ayant en même temps remarqué la répétition fréquente des déchirures du périnée, j'ai commencé depuis ces deux dernières années à employer le procédé dit de Ritguen, qui consiste à extraire la tête, dans l'intervalle des douleurs, au moyen du doigt introduit dans l'anus, tandis qu'elle est retenue à l'extérieur par l'autre main. Ce procédé donne des résultats très-satisfaisants. Jusqu'à 1874 il y a eu 20 déchirures sur 110 accouchements, c'est-à-dire 1 déchirure sur 5,5 accouchements ; en outre des incisions aux lèvres ont été faites 6 fois. En 1874 et 1875, sur 64 primipares, on n'a fait qu'une fois des incisions, malgré lesquelles le périnée s'est, dans ce cas, déchiré sur une longueur de deux centimètres, et il n'est arrivé que 8 fois, c'est-à-dire une sur 8 accouchements, des déchirures du périnée, et encore, parmi ces dernières, trois seulement ont nécessité des sutures. En conséquence, grâce à la méthode de Ritguen, les déchirures en l'absence d'incisions ne sont pas devenues plus fréquentes dans l'établissement que je dirige qu'à l'asile de Tulew, où les incisions se pratiquaient *larga manu*, et ces déchirures ont été sans comparaison plus rares qu'à l'Etablissement obstétrique, où il y en a une sur 6,19 accouchements *).

En examinant les déchirures sous le rapport de leur grandeur, nous trouvons que d'un à $1^{1}/_{2}$ cent. elles se sont rencontrées 21 fois; aucune n'a été recousue, et parmi elles 17 se sont cicatrisées, tandis que dans les 4 autres cas, le périnée s'est ressoudé par la première tension comme s'il eût été recousu; des déchirures de $1^{1}/_{2}$ à 3 cent. ont été observées 16 fois, et dans tous ces cas on en a fait la suture au moyen de fils métalliques, dont le nombre était généralement assez considérable, — de 4 à 9; neuf fois la jonction a été complète, et le périnée s'est joint par la première tension; cinq fois elle a été incomplète, et deux fois elle n'a pas eu lieu du tout. Au-delà de 3 centimètres, la déchirure jusqu'à l'anus n'a eu lieu qu'une fois; la suture en fut faite avec dix sutures métalliques et la jonction en redevint complète.

Les déchirures de la fourchette et de la commissure postérieure se rencontrent presque à chaque premier accouchement, et c'est pourquoi nous n'avons observé que 20 primipares chez qui ces lésions n'eussent pas eu lieu. Parmi les déchirures, il n'y en a que trois qui se soient produites lors de l'application du forceps, alors qu'il n'y avait pas eu d'incisions; dans sept cas, lors de cette même application, des incisions ont été pratiquées, et le périnée est resté intact; deux fois, malgré les incisions, le périnée a été déchiré.

On a observé chez 4 primipares des déchirures intérieures pendant que la peau était restée intacte; chez une 5ᵉ il s'est produit une déchirure centrale d'un centimètre de longueur; après l'accouchement, le petit pont de peau resta intact, mais il s'engourdit le lendemain. Sur 30 accouchées chez lesquelles il s'est produit des déchirures à l'asile de Narischkine, 11 n'en ont pas été indisposées, 19 ont été légèrement malades, mais se sont toutes rétablies. Sur 8 déchirures à l'asile de Tulew, trois accouchées sont restées bien portantes, 4 ont légèrement souffert, et la 8ᵉ, atteinte de septicémie, est morte à l'hôpital.

*) L. c.

Sur six femmes qui ont subi des incisions à l'asile de Narischkine, sans complication, toutefois, de déchirures, 2 sont restées en bonne santé, et 4 ont été peu dangereusement malades ; à l'asile de Tulew, sur 13 incisions sans déchirures, 5 accouchées sont restées en bonne santé, et 8 ont légèrement souffert. En comparant ces chiffres, nous trouvons qu'après des déchirures 36,6% des accouchées sont restées bien portantes à l'asile de Narischkine et 37,5%, à celui de Tulew ; qu'après l'épisiotomie, il y en a eu 33,3% dans le premier établissement, et 38,4%/o dans le second, alors que parmi les primipares sans déchirure du périnée 68,3%/o. sont restées bien portantes à l'asile de Narischkine, et 48,8%/o dans celui de Tulew.

S'il était possible de tirer une déduction d'une quantité si minime de chiffres, en écartant, toutefois, de leurs rapports proportionnels toute autre cause que les incisions et les déchirures, j'aurais le droit d'exprimer encore une fois ma conviction, qui est que toute blessure, fût-elle même produite par un instrument tranchant, augmente, en étendant la surface d'absorption du poison, la prédisposition des accouchées aux maladies, et qu'en conséquence il serait bon de n'entreprendre des incisions que dans des cas extrêmes, d'autant plus que par l'emploi du procédé de Ritguén nous obtenons, dans la conservation du périnée, les mêmes résultats qu'au moyen des incisions.

Un kyste de l'ovaire gauche de la grosseur du poing, disposé à gauche dans le cul-de-sac postérieur, a été observé chez une multipare qui a accouché deux fois de suite à l'asile. Ce kyste n'a pas fait une fois obstacle à la délivrance. Il y a eu, une fois, procidence du placenta et 1re position du sommet ; la mère et l'enfant se sont bien portés. L'autre fois, lors de la 1re position du sommet, l'accouchement s'est prolongé 15 heures 45 minutes ; il est né un petit garçon vivant.

L'accouchée a souffert d'une endométrite placentaire, d'une péritonite partielle du péritoine recouvrant le kyste et d'une paramétrite droite. Cette femme est sortie de l'asile 21 jours après son entrée, ayant une tumeur dure dans le cul-de-sac postérieur droit et une température de 38,5%.

№	Age.	Nombre de grossesses.	Taille.	D. Tr.	D. cr.	D. sp.	C. exter.	C. diagonale.	Position du fœtus.	Durée de l'accouchement	OPÉRATIONS.	Poids du fruit. Vivant.	Mort.	Macéré.	État après l'accouchement.	Issue pour la mère.	Observations.
Année. 1872											**Asile de Narischkine.**						
54	29	5	petite	28	26	23	17	10,5 vera 8,6	I du sommet.	30 h. 15 m	Forceps.	—	F. 3,250		Bien portante.	Fav. sort. le 8e jour	
74	23	1	moyenne.	30	26	23	20	10,5 vera 8,6	I du sommet.	22 h. 6 m	Forceps.	F. 3,270	—		Bien portante.	Fav. sort. le 9e j.	
107	22	1	moyenne.	28	24	22½	18	11,5	I du sommet.	34 h. 30 m	Forceps.	G. 2,900	—		Endométrite, paramétrite sin.	Fav. sort. le 10e j.	Eclampsie.
113	27	2	moyenne.	30	26	24	20	11,5	I des pieds 2e variété.	11 h. 35 m		—	G. 2,500		Endométrite.	Fav. sort. le 7e j.	Accouch. prémat. au 9e mois.
123	19	1	moyenne.	29	26	24.	18	11,5	II du sommet.	58 h. 10 m	Forceps.	F. 3,000	—		Meurtrissures, écorchures, endométr.	Fav. sort. le 9e j.	
An. 1873																	
33	27	1	moyenne.	30	27	25	18	11,5	I du sommet.	73 h. 30 m		G. 700	—		Bien portante.	Fav. sort. le 6e j.	Accouch. prémat. au 6e mois.
44	27	1	moyenne.	30	27	25	18	11,5	I du sommet.	51 h. 40 m	Forceps.	G. 4,025	—		Lésions du vagin, contusions de l'hymen et du vagin, endométrite, paramétrite.	Fav. sort. le 11e j	
65	36	6	moyenne.	30	27	24	18	12,5	I du sommet.	32 h.		G. 3,000	—		Bien portante.	Fav. sort. le 5e j.	
107	20	1	moyenne.	32½	29	26	19	11,4	II du sommet.	16 h. 35 m		G. 3.500	—		Rupture 3e degr. endométrite.	Fav. sort. le 11e j	
127	38	1	moyenne.	30	28	28	19	11,4	II du sommet.	15 h. 15 m	Forceps.	F. 3,250	—		Lésions, contusions, Endomét. Ulcère puerpéral.	Fav. sort. le 12e j.	
An. 1874																	
34	25	2	moyenne.	30	29	25	20	12	II du sommet.	14 h. 45 m	Réposition du bras.	F. 3,200	—		Fièvre.	Fav. sort. le 6e j.	Procidence d'un bras.
42	33	6	moyenne.	29	27	24	19	11,5	II du sommet.	53 h. 45 m		F. 3,600	—		Endométr. légère.	Fav. sort. le 6e j.	
45	28	1	132 c.	25	25	25	15½	5,5 vera 3,6	I du sommet.	114 h. 52 m	Opération césarienne.	F. 3,050	—			Morte le 3e jour.	
51	30	5	moyenne.	32	29	23	19	11,8	transversale	46 h. 45 m	Version.	F. 3,600	—		Fièvre.	Fav. sort. le 8e j.	
95	19	2	moyenne.	31	27½	27	17	10 vera 8	I du sommet.	33 h. 20 m	Accouch. prémat. provoqué au 9r mois.	G. 2,600	—		Bien portante.	Fav. sort. le 10e j.	
107	26	4	petite.	29	25½	24½	18	10 vera 8	I du sommet.	23 h. 35 m	Perforation, cranioclasie.	—	G. 2,700		Fièvre.	Fav. sort. le 8e j.	
113	25	2	moyenne.	31	28	22	19	12	I du sommet.	11 h.		F. 3,150	—		Endométrite.	Fav. sort. le 6e j.	
138	34	5	moyenne.	30	27	24	19	11,8	II du sommet.	18 h. 15 m	Forceps.	G. 4,150	—		Endométrite.	Fav. sort. le 7e j.	
140	19	1	petite	30	27	22	18	11,5	I du sommet.	23 h. 5 m	Forceps.	F. 2,650	—		Endométrite	Fav. sort. le 11e j.	
144	21	2	moyenne.	30	27	23	18	11,8	I du sommet.	12 h. 50 m		G. 3,850	—		Fièvre.	Fav. sort. le 8e j.	
An. 1875																	
90	19	1	moyenne.	29	26	24	19	12 vera 10	Position du front	12 h. 20 m	Perforation, cranioclasie.	—	G. 3,900		Lésions et déchirure de la muqueuse, endométrite.	Fav. sort. le 11e j.	
112	30	1	moyenne.	30	27	22	18	12 vera 10	II du sommet.	18 h 40 m	Forceps.	—	F. 3,625		Rupt. 1er deg. endm. param. ulcère puerp.	Fav. sort. le 11e j.	

№	Age	Nombre de grossesses	Taille	D. Tr.	D. cr.	D. sp.	C. exter.	C. diagonale	Position du fœtus	Durée de l'accouchement	OPÉRATIONS	Poids du fruit. Vivant.	Mort.	Macéré.	Etat après l'accouchement	Issue pour la mère.	Observations.
Année. 1874											**Asile de Tulew.**						
25	33	5	moyenne.	33	29	25	18	12 vera 10	Position fronto-faciale	14 h.50 m.		G. 4,100			Bien portante.	Fav. sort. le 9e j.	
58	32	1	petite	29	26	24	16½	10 vera 8	I du sommet.	72 h. 30 m.	Perforation, cranioclasie.		F. 2,800		Bien portante.	Fav. sort. le 9e j.	
17	21	1	138 c.	30	24	22	15¾	9¼ vera 7,5	II du sommet (III Bouch).	17 h. 5 m		F. 2,500			Endométrite.	Fav. sort. le 12e j.	
69	33	2	petite	29	26	24	16½	10 vera 8	I du sommet.	26 h. 12 m.	Version, perforation céphalotripsie.			G. 3,300	Endométrite.	Fav. sort. le 9e j.	
103	25	1	haute	32	25	21	17	10 vera 8	I du sommet.	10 h. 5 m.		F. 2,000			Bien portante.	Fav. sort. le 9e j.	
107	22	1	petite	28	23	19	16¼	10 vera 8	II du sommet.	11 h. 10 m.	Forceps.	F. 2,750			Endom. paracolpite, paramétrite.	Fav. sort. le 12e j.	
An. 1875																	
45	21	1	moyenne.	31	25	22	17	11	I du sommet.	27 h. 40 m.	Episiotomie bilatérale.	F. 3,350			Fièvre.	Fav. sort. le 8e j.	

Parmi les 29 cas de vices de conformation du bassin, il y en avait 2 d'une étroitesse absolue, aplatis rachitiques (№ 45 de l'asile de Narischkine et № 107 de l'asile de Tulew), 5 aplatis rachitiques (№№ 95, 107, 17, 58, 69), 22 aplatis non rachitiques (№№ 54, 74, 113, 123, 33, 44, 65, 107, 127, 34, 42, 51, 138, 140, 144, 90, 112, 25, 17, 103, 107, 45), ce qui donne 1 bassin rétréci sur 28 accouchées, et un rachitique sur 115. Cette proportion s'éloigne beaucoup des déductions faites par le D' Hugenberger pour St-Pétersbourg : (1 bassin rétréci sur 120 et un rachitique sur 400 ou 500). La différence s'explique facilement par cette circonstance qu'attendu le petit nombre des accouchées dans nos asiles, il est rare qu'une anomalie du bassin puisse échapper, tandis que dans un grand établissement obstétrique il est impossible, vu la masse des accouchements, d'examiner avec attention chacune des accouchées.

Parmi les femmes qui avaient le bassin rétréci, 16 étaient enceintes pour la 1re fois, 6 pour la 2me, 1 pour la 4me, 4 pour la 5me et 2 pour la 6me fois. La présentation du fœtus a eu lieu 16 fois dans la 1re position du sommet (gauche), 9 fois dans la 2me position du sommet (droite), 1 fois dans la position frontale, 1 fois dans la position fronto-faciale, 1 fois dans la position transversale et 1 fois dans la 2me variété de la 1re position pelvienne.

11 accouchements se sont terminés sans la moindre opération; on a appliqué 10 fois le forceps ; une fois a eu lieu la réposition d'un bras, 1 fois la version suivie de l'extraction, 1 fois la perforation et la céphalotripsie ; 3 fois la perforation avec cranioclasie; un accouchement artificiel prématuré a eu lieu, et l'on a fait une fois l'opération césarienne. La durée moyenne des accouchements, dans les cas de vices de conformation du bassin, a été de 31 heures 19 minutes.

Quant aux enfants, 22 sont nés vivants et 7 morts ; dans ces chiffres, il y avait 16 filles, dont 13 vivantes et 3 mortes, et 13 garçons, dont 9 vivants et 4 morts. Le poids moyen des enfants nés à terme a été de 3,600 gr. pour les filles et de 4,150 gr. pour les garçons ; le poids le plus faible a été pour les filles de 2,000 gr. et de 2,600 gr. pour les garçons.

Relativement à la présentation de la tête, dans le cas d'un rétrécissement du bassin dans le diamètre antéro-postérieur, nous ne pouvons que répéter qu'elle se posait au détroit supérieur du bassin, surtout lors d'un rétrécissement prononcé, ordinairement dans sa dimension transversale, et qu'arrivée dans la cavité du bassin, elle y faisait alors une évolution intérieure. Pour ne pas contrarier ce mécanisme lors de l'application du forceps sur une tête haut placée, nous n'avons jamais essayé ni de saisir la tête avec l'instrument placé irrégulièrement, ni d'en faire la version de la tête au moyen du forceps. La tête était saisie transversalement et conduite de cette manière par l'endroit rétréci, après quoi elle reprenait d'ordinaire la position la plus favorable quand le forceps était ouvert.

Il n'est pas superflu, ce nous semble, de citer à l'appui de ces déductions quelques cas de rétrécissement du bassin, et de faire, en outre, la description des bassins les plus intéressants avec celle des accouchements qui s'en sont suivis.

№ 54. 1872. *Pelvis plana* (bassin vicié seulement dans le diamètre anteropostérieur). Une femme âgée de 29 ans, Catherine Koudriavtsow, était enceinte pour la 5me fois ; ses trois premières couches avaient été faciles, et la 4me s'était terminée au moyen du forceps. D. Tr. 28, Sp. il 23, Cr. il 26, Conj. ext. 17, Conj. d. 10,5, ver. 8,6. 1re position antérieure du sommet. Lors d'une dilatation complète du col, la tête est restée 14 heures au détroit supérieur ; la suture sagittale était disposée transversalement et légèrement tournée vers le promontoire ; la grande fontanelle était abaissée. On appliqua le forceps, et au moyen de 3 fortes tractions, la tête fut conduite, dans sa dimension transversale, à travers la partie rétrécie ; puis, lorsque le forceps était ouvert, elle opéra d'elle-même sa rotation. L'enfant était mort 2 heures avant la délivrance : c'était une fille du poids de 3,250 gr. L'accouchée resta en bonne santé.

№ 74. 1872. *Pelvis plana*. Une femme, Agathe Yacovlew, âgée de 23 ans, était enceinte pour la première fois. D. Tr. 30, Sp. il. 26, Cr. il. 23, Conj. ext. 20, Conj. d. 10,5 ; 1re position du sommet. La dilatation du col étant complète, la tête resta 10 heures arrêtée au détroit supérieur, ayant la grande fontanelle dans la moitié de droite du bassin, abaissée selon son diamètre transversal. Par suite des douleurs seules, elle descendit dans la cavité et s'y arrêta selon sa dimension transversale. Une heure et demie après, on employa le forceps et l'on imprima 4 faibles tractions avec écartement, par 2 fois, des branches du forceps ; la tête fit une rotation. Episiotomie bilatérale. L'enfant, qui semblait mort, se ranima; c'était une fille pesant 3,270 gr. L'accouchée resta bien portante.

№ 107. 1874. *Pelvis plana rachitica*. Catherine Egorow, âgée de 26 ans, avait souffert du rachitisme dans son enfance ; elle avait les vertèbres quelque peu déjetées et les jambes torses. Elle était enceinte pour la 4me fois et son second accouchement avait eu lieu au moyen du forceps. D. Tr. 29, Sp. il 24^1/2, Cr. il 25^1/2, Conj. ext. 18, Conj. d. 10, Conj. v. 8. Promontoire très-saillant ; 1re position du sommet. Cette femme était entrée à l'asile 13 heures après le commencement des douleurs, et déjà après l'écoulement des eaux ; 2 heures après, la dilatation du col fut complète, mais la tête resta 7 heures engagée au détroit supérieur. La suture sagittale qui se trouvait dans la dimension transversale du bassin se dirigea vers la symphise pubienne.

On employa le forceps ; 5 tractions furent faites sans succès ; on n'entendait plus les battements du cœur de l'enfant ; les forces de la mère diminuaient rapidement. On fit la perforation, puis la crânioclasie. Extraction d'un fœtus du sexe masculin pesant 2,700 gr. L'accouchement avait duré 23 h. 35 min. Dans le cours de la période qui suivit la délivrance, l'accouchée eut la fièvre, et le 3me jour, vers le soir, sa température s'éleva jusqu'à 39°.

№ 34. 1874. *Pelvis plana.* 25 ans. Enceinte pour la seconde fois. D. Tr. 30, Cr. il. 29, Sp. il. 25, Conj. ext. 20, Conj. d. 12. 2me position antérieure du sommet. La tête se trouvait au détroit supérieur dans sa dimension transversale. Mais il y avait procidence d'un bras, circonstance qui, pendant 5$^{1}/_{2}$ heures, empêcha la tête de descendre, malgré la dilatation complète de l'orifice et l'écoulement des eaux. Ce bras ayant été refoulé vers le haut, la tête traversa rapidement l'entrée selon sa diagonale transversale, puis elle fit une rotation intérieure : l'accouchement se termina 15 minutes après. Dans le cours de la période qui suivit la délivrance, l'accouchée n'eut la fièvre qu'un seul jour.

№ 95. 1874. *Pelvis plana, rachitica.* Daria Vassiliew, âgée de 19 ans, avait souffert du rachitisme pendant son enfance. Elle avait les vertèbres lombaires légèrement déjetées et les jambes torses ; elle en était à sa 2e grossesse. D. Tr. 31, Sp. il 27, Cr. il. 27$^{1}/_{2}$, Conj. ext. 17, Conj. d. 10, V. 8. Eu égard à la difficulté de ses premières couches, qui s'étaient terminées par la version et l'extraction d'un enfant mort, on entreprit ici un accouchement prématuré artificiel à la fin du 9e mois. On fit, d'abord, prendre des douches à 28°, puis on eut recours à l'électricité. L'application du fluide électrique d'induction eut lieu de la manière suivante: Les électrodes de l'appareil à traîneau de Dubois-Raymond furent apposés sur les côtés du fond de la matrice. Le fluide, d'abord à peine sensible, augmenta graduellement par le rapprochement des spirales, et arriva à une force telle que la malade pût encore le supporter sans trop de difficulté. On laissa ainsi agir le fluide durant une minute, après quoi, ayant rapidement diminué d'intensité par l'écartement des spirales, les électrodes furent retirés. Cette manœuvre se répétait à chaque séance 5 ou 6 fois, entre des pauses de 3 à 5 minutes. Le 1er jour il y eut 5 séances. Chacune d'elles avait été précédée, 15 minutes à l'avance, de douches d'une durée de 3 minutes. On obtenait chaque fois une faible contraction de l'utérus, dépendante du fluide, mais sans symptômes de douleurs. Le 2e jour, il y eut 7 séances, qui donnèrent le même résultat. Le 3e jour il y eut encore une séance ; mais comme les contractions n'augmentaient pas de force, on introduisit le cathéter. 4 heures 15 min. plus tard, les douleurs commencèrent. Le cathéter fut retiré après six heures de séjour dans la cavité de l'utérus. Les douleurs restèrent faibles pendant 24 heures, se renouvelant de 10 en 15 minutes; puis elles commencèrent à augmenter. 31 heures 30 min. après le commencement des douleurs, l'orifice du col se dilata entièrement et les eaux s'écoulèrent. Le fœtus occupait la 1re position antérieure du sommet. Les douleurs devinrent à la fois plus fortes et plus fréquentes; elles avaient lieu d'abord de 5 min. à 3 min., puis elles apparaissaient toutes les 2 minutes. La tête descendit par le mécanisme ordinaire selon le diamètre oblique droit du bassin, ayant la petite fontanelle abaissée. 1 heure 35 minutes après la dilatation complète du col, naquit un enfant qui fut suivi du délivre 15 minutes après. L'accouchement s'était prolongé 33 heures 20 min. L'enfant, du sexe masculin, pesait 2,600 gr. Pendant la période qui suivit la délivrance, l'accouchée resta bien portante. Quant à l'enfant, il est encore vivant jusqu'à présent.

№ 45. 1874. *Bassin aplati, rachitique, d'une étroitesse absolue.* Thérèse Ivanow était âgée de 28 ans, et enceinte pour la 1re fois. Dans son enfance, elle avait souffert du rachitisme, et les extrémités inférieures de ses jambes étaient arquées. Il y avait lordose dans les vertèbres dorsales et scoliose dans les lombaires. Le coccyx, qui avait environ 5 cent. de long, était très-mobile. Dimensions du bassin : Tr. 25, Sp. il 25, Cr. il 25 c., Conj. ext. 15,5, Conj. d. 5,5, Conj. ver. 3,6. La distance des tubérosités de l'ischions était de 10,5 c. La dimension directe de l'issue, d'après Brasky, était de 10 c.; les dimensions latérales avaient 16 c. à droite et 16,5 à gauche. La femme en question était entrée à l'asile le 10 mai, à 4 heures de l'après-midi. Les douleurs avaient commencé le 6 mai à 3 heures 30 min. du matin, et les eaux s'étaient écoulées le même jour à 10 heures. A son entrée à l'asile, on apprit qu'elle avait eu ses dernières règles le 10 août. Le ventre avait 82,5 c. et 81 c. de pourtour, et la hauteur du fond de l'utérus était de 36,5; le ventre était de forme ovale, et la matrice se trouvait en contraction constante. Les battements du cœur de l'enfant étaient entendus en bas, à gauche, et la mère sentait ses mouvements à droite. Le vagin était étroit, desséché, et la température en était élevée ; l'orifice était ouvert de 2 doigts, et la tête du fœtus, mobile au-dessus du détroit supérieur, se trouvait dans la 1re position du sommet. Les douleurs étaient très-fortes, très-sensibles ; elles avaient un caractère spasmodique et étaient, parfois, sans intermittences. Dans l'intervalle des douleurs, le pouls battait 98 pulsations à la minute, et pendant leur action, il atteignait jusqu'à 112 pulsations. Tempér. du sang 38°,2; 38 respirations par minute. La malade était très épuisée et souffrait d'un catarrhe des bronches. Vu le rétrécissement excessif du bassin dans ses dimensions directes et, en partie, dans ses dimensions transversales, il fut résolu de pratiquer l'opération césarienne, dont les préparatifs prirent un temps assez long. L'opération fut exécutée par le Dr Stolz, médecin-accoucheur, administrant l'asile, en présence et avec l'aide des docteurs Etlinger, Grunevald, Liven et Vasten. Elle fut commencée à 10 heures du soir.

La malade ayant été plongée dans le sommeil anesthésique, on fit à la paroi abdominale, selon la ligne blanche et à gauche de l'ombilic, une incision qui commençait à 5 cent. au-dessus de l'ombilic et se terminait à 3$^1/_2$ doigts transversaux du pubis. L'écoulement de sang fut peu considérable; trois vaisseaux étaient tordus. Lorsque l'hémorrhagie fut arrêtée, on ouvrit avec précaution le péritoine à l'angle supérieur de la blessure, et l'incision fut agrandie au moyen de ciseaux le long du doigt; puis on fit avec le bistouri une ouverture à l'utérus, dans son milieu; cette incision fut agrandie au moyen de ciseaux le long du doigt indicateur sur une longueur approximative de 14 cent. Le délivre ne fut pas atteint par l'incision, l'hémorrhagie fut peu considérable; des parois de la matrice, il s'échappa une petite quantité de pus. Un pied fut d'abord extrait, puis l'enfant tout entier. Les bords de la blessure de l'utérus furent réunis par 5 points de suture en catb. goutte, traversant toute l'épaisseur, et par deux points superficiels. La matrice se contractait mal. On fit la toilette du péritoine; les bords de la plaie furent réunis au moyen de 5 points de suture métalliques, traversant toute l'épaisseur de la paroi abdominale, et par deux points superficiels. La partie inférieure en fut laissée ouverte, et on en tamponna l'ouverture au moyen d'un chiffon roulé, humecté d'une solution d'acide phénique. On appliqua un bandage au collodion. L'enfant, qui semblait mort, revint à la vie 15 minutes après. C'était une fille, longue de 50 cent. et pesant 3,050 grammes. Du procès ensiforme à l'ombilic, elle avait 5 c. et de l'ombilic au pubis 3 c. Les dimensions de la tête étaient les suivantes: directe 11 c., grande oblique 13 c., petite, 9$^1/_2$ c.; grande transversale 9$^1/_2$ c., petite 7 c.; le pourtour avait 35 c.; la dimension des épaules était de 11 c., celle des cuisses, de 9 c. La tête était défigurée par une tumeur; il y avait sur l'os pariétal gauche un enfoncement considérable résultant de sa pression contre une tubérosité (le promontoire). L'opération a duré 45 min. et a été terminée à 10 heures 45 min. A 11 heures 30 m. la temp. était de 37,5°, le pouls avait 90 puls., l'haleine 38 resp. Dans la nuit, la malade vomit deux fois; les masses rejetées étaient de couleur jaune sale. Application de glace sur le ventre.

11 mai, 10 h.   du matin temp. 37°, pouls 88, respir. 38
   »   1 h. 45 m. après-midi   37,6,   »   92,   »   33

11 mai 6 h. 30 m. après-midi 37,6, pouls 70, respir. 35
» 10 h. » 38,1, » 104, » 42

9 heures du matin, pansement, injections dans le vagin; 10 heures, expulsion de l'urine au moyen du cathéter; un peu de fort bouillon à 3 heures après-midi. Le cathéter 4 h. 45 m., la cavité de l'épigastre a commencé à se gonfler légèrement. 5 heures, dans ce même endroit il s'est montré de la sensibilité lors de l'attouchement: sinapisme. 5 h. 15 m., la sensibilité est moindre; la malade est dérangée par la toux. La bronchite développée. *Sulph. auraut. antim. gr.* ¹/₈, *codeini, gr.* ¹/₄ toutes les 2¹/₂ heures. — 10¹/₂ h. du soir, pansement; à l'extrémité supérieure de la plaie, la peau s'est disjointe, mais les couches profondes sont restées collées ensemble; le tampon de linge est propre, sans odeur. — 11 h., la respiration est devenue plus forte et fréquente; la sensibilité à la partie supérieure du ventre a disparu. Par une légère percussion, on constate que la matrice a un peu diminué. Du côté gauche, à l'endroit correspondant à l'angle de l'utérus, il y a de la sensibilité; celle-ci s'étend en haut et à droite vers le fond, aussi bien qu'en bas. Les téguments de l'abdomen sont légèrement tendus. On fait sortir l'urine au moyen du cathéter. L'état général de la malade a été satisfaisant durant toute la journée: elle a des forces, et est assez gaie et tranquille; les évacuations lochiales sont abondantes, sanguinolentes. — 12 mai, 4 h. du matin, temp. 38,2°, pouls, 126. On a donné plusieurs lavements, mais sans succès. 9 h. 45 m. du matin, temp; 37,5°; pouls 128; respir. 42; — pansement. Le visage de la malade est un peu abattu; sa langue est humide et blanchâtre au milieu; le gonflement du ventre a quelque peu augmenté dans la nuit. En enlevant le bandage de la partie inférieure de la plaie, il est sorti envïron une cuillerée à thé d'un liquide sanguinolent, sans odeur. Longueur de la plaie, 14 c. Sa partie inférieure, laissée sans suture, s'est étendue en largeur par suite du gonflement, et a la forme d'une ouverture circulaire au fond de laquelle on aperçoit des viscères de couleur rouge. La malade est agitée; le col de l'utérus est très bas; l'orifice permet d'introduire un doigt. Les culs-de-sac sont vides; le cul-de-sac postérieur est sensible. L'évacuation lochiale est peu abondante; elle est séreuse et presque sans odeur. L'orifice de la plaie est resserré par des bandes de taffetas glutineux. — 10 h. bouillon et thé à la viande, une cuillerée de vin. — 11 h., cathéter. — 2 h. après minuit, temp. 38,2°, pouls 148, respiration 40; le ventre est gonflé comme auparavant. Il n'y a presque pas de sensibilité. On fait le drainage de l'orifice de la plaie, d'où il sort environ une cuillerée à thé d'un liquide clair et sanguinolent. Les rhonches dans les poumons

sont très-étendues. *Inf. Digit. (ex. gr. xii) Valérianæ (ex. 3 jj) onc. vi, œth sulph. dr. j*, toutes les 2 heures. — 3 h. 30 min., une cuillerée à soupe de thé à la viande. — 4 h. 20 m. *Sulph. aurat. ant.*, cathéter. Depuis 3 heures, la malade a dormi sans interruption ; les sutures sont raffermies par des bandelettes de taffetas glutineux, attendu que, par suite du météorisme, elles menacent de s'écarter. Fort gargouillement. Le pourtour du ventre au niveau de l'ombilic est de 75¹/₂ cent. — 7 heures, temp. 38° ; pouls faible, 136 ; respiration, 42 : 8 cuillerées de bouillon. — 8 h. 30, 7 cuillerées de bouillon. — 11 h. 25 m., temp. 38,2°, pouls, 132 ; respiration 50. On fait des tentatives d'introduire un clystère au moyen d'un cathéter en gutta-percha, mais le promontoire en empêche l'introduction profonde, de sorte que le lavement ressort à l'instant même. Le gonflement du ventre est plus grand ; vessie vidée par le cathéter. — Minuit : la malade a légèrement empiré ; eau de Cologne et esprit ammoniacal. Il n'y a aucunes douleurs ; 15 gouttes de musc sont prescrites de 3 en 3 heures. — 13 mai, 4 h. du matin ; on ne sent plus le pouls ; la malade a toute sa connaissance. — 6¹/₂ heures, pas de pouls, respiration 60. *Facies hippocratica* livide. La patiente se plaint de douleurs dans les flancs, et demande à retourner chez elle. — 8 h. 17 m., la malade a perdu connaissance ; elle a de légères convulsions. — 8 h. 27 m. du matin, décès.

L'autopsie est faite par le docteur Blumberg, prosecteur de l'hôpital Alexandre. Procès-verbal de l'autopise : Le cadavre est maigre ; le visage, creux, décharné ; les lèvres sont pâles. Les fémurs sont, par une concavité, tournés en dedans et ont 32 c. de longueur ; les jambes sont tournées en dehors ; elles ont 31 c. de long. Les genoux ont la forme d'un X. Les mamelles ne sont pas volumineuses ; en les pressant, il en sort du lait.

Les deux humérus sont arqués, tournés par leur concavité en dedans et en arrière. Longueur de l'humérus, 23 c. ; de l'avant-bras, 18 c. ; les mains sont presque celles d'un enfant.

Le crâne, assez dense, est petit. Les bords supérieurs des os pariétaux sont, par places, amincis jusqu'à l'épaisseur d'une feuille de papier, de sorte que l'os y est transparent, surtout du côté gauche ; ces endroits sont de la grandeur d'une pièce de monnaie d'un franc à raison de deux de chaque côté. La dure-mère contient beaucoup de sang, elle ne se joint pas au crâne ; dans son sinus longitudinal, il y a un petit caillot de sang. La pie-mère est imprégnée d'un liquide séreux. Les grands canaux veineux, surtout à la base du cerveau, les veines basilaires et la fosse de Sylvius sont remplis de sang. Les granulations de Pacchioni sont très développées; il y en a 3 vers le milieu du sillon longitudinal. La consistance du cerveau est pâteuse dans toutes ses couches.

La substance blanche est fortement hypérémique, moite et, à un faible degré, œdémateuse; il y a peu de substance grise. Les ventricules latéraux contiennent une petite quantité de liquide séro-sanguinolent; les plexus choroïdes sont très-œdémateux. A part l'hypérémie, les grands ganglions ne présentent rien de particulier. Le cervelet serait normal, n'étaient une consistance molle et l'hypérémie.

Le ventre est fortement gonflé par des gaz. La plaie a 15 cent. de longueur; les lèvres en sont réunies par des points de suture en grande partie collés ensemble; à la partie inférieure, elles sont disjointes sur trois centimètres. Les bords de la plaie sont lisses sur la peau ; dans le tissu cellulaire sous-cutané et les muscles, ils sont légèrement couverts de pus, surtout à la partie inférieure de la plaie. Le péritoine, dans le voisinage de la plaie, est injecté de sang; à la plaie sont contigus des intestins grêles, dont la sérosité est un peu trouble, et qui sont, par places, couverts de petites couches d'exsudation. Les intestins grêles, le colon ascendant et transverse sont fortement gonflés de gaz; le colon descendant est amoindri, étroit. Dans l'excavation du péritoine il y a une petite quantité de liquide séreux rouge-pâle, approximativement de 3 à 4 onces. L'utérus se trouve à gauche, sous les intestins. L'estomac est un peu gonflé ; il contient un mélange stomachique liquide et jaunâtre ; la membrane muqueuse est jaune-gris, mince et pâle. Près du pylore, les glandules sont enflées, saillantes. Les intestins grêles contiennent beaucoup de liquide jaunâtre ; la muqueuse est reluisante, de couleur gris-jaune, œdémateuse. Les glandules ne sont gonflées nulle part.

Les gros intestins contiennent passablement d'excréments ressemblant à du gruau, particulièrement le cœcum ; le colon descendant est vide ; la muqueuse est d'un gris jaunâtre et légèrement œdémateuse. Les glandules ne sont pas gonflées.

Les glandules mésentériques sont de la grandeur d'un grain de haricot, de consistance molle et de couleur rouge grisâtre. Le foie a 23 c. de large, 14 c. de long et 6 c. d'épaisseur ; la couleur en est brune. La quantité de sang est modérée, les lobules sont distinctement visibles; la consistance en est normale. La vésicule biliaire contient environ une demi-once de bile de couleur jaune sale.

La rate a l'aspect triangulaire et les bords arrondis ; la longueur de la base est de 13 c., celle des côtés latéraux, de 8 à 9 c., l'épaisseur est d'un centimètre ; la consistance en est de compacité normale ; en en fendant le parenchyme elle ne se laisse ni ratisser ni pressurer ; la fente est de couleur jaune clair; il s'y trouve peu de sang, et les corpuscules de Malpitii sont à peine visibles. La capsule est lisse et jointe solidement.

Les reins sont petits, pâles; ils ne présentent rien d'anormal, la capsule en est légèrement détachée.

La matrice se trouve à gauche sous les intestins, et sur le colon descendant. Sa longueur, depuis le fond jusqu'à l'orifice externe, est de 20 c.; sa largeur, entre les trompes de Fallope, est de 10 c. Son épaisseur totale est de 5,5 c. et celle de la paroi antérieure, de 2,5 c. La fente commence à 5 c. du fond, et se termine à 6 c. de l'orifice extérieur de l'utérus; dans le haut, sur une longueur d'environ 3 c., les bords en sont soudés ensemble; dans la partie restante, ils sont séparés; les points de suture en cath. gutte sont défaits et ne tiennent plus que d'un côté. La surface de l'incision est couverte d'une petite quantité de pus sanguinolent. La substance même de l'utérus, près de la fente, est tout à fait normale. Dans la cavité de la matrice, se trouvent de petits caillots de sang brun, ainsi que de petits morceaux de la membrane. Les muscles de l'utérus sont pâles, quoique dans leur état normal. Sur la paroi postérieure se trouve le lieu d'attache du délivre, rond et d'un diamètre d'environ 6 cent., avec des restes de sang coagulé; sous cet endroit, les muscles sont à l'état normal. La membrane muqueuse du canal du col est de couleur gris-foncé; elle est gonflée, et contient dans l'épaisseur de son tissu des épanchements de sang, surtout près de l'orifice externe de l'utérus, dans lequel deux doigts peuvent passer. Le tissu de la paroi de la matrice est de couleur jaune pâle, de consistance normale, avec ses vaisseaux veineux dilatés, mais vides pour la plupart. Le péritoine recouvrant la matrice est un peu plus épais, luisant, de couleur gris-blanc; en arrière il est par places gris-rougeâtre.

Les ovaires ont environ 3 c. de long; chacun d'eux contient 2—3 petites taches pigmentées et bleu-foncé; la densité et le tissu en sont tout à fait à l'état normal.

La vessie contient moins d'une once d'urine jaune clair; la muqueuse en est jaunâtre; du côté postérieur, dans l'endroit correspondant à la contiguïté du vagin, elle est rouge foncé, et contient des épanchements de sang.

Les poumons ne sont nulle part adhérents à la paroi pectorale; ils sont placés haut, et leurs parties inférieures, de couleur bleu foncé, sont remplies de sang. Il coule passablement de sang de la surface découpée, et, sous la pression, il en sort beaucoup de bulles d'air. Il se trouve sur des endroits limités 5 ou 6 foyers dans les deux sommets; ces foyers sont de la grandeur d'un pois, de couleur jaunâtre et de consistance caséeuse. La

4*

membrane muqueuse des grandes bronches est rouge; celle des petites, jaune pâle et n'est pas gonflée.

Le cœur est petit, le péricarde pariétal et viscéral est sans changements pathologiques; dans la cavité du péricarde il y a environ trois drachmes de liquide clair. L'endocarde du ventricule droit contient peu de graisse; dans la cavité de ce ventricule les colonnes charnues sont d'une couleur jaune rouge clair; les parois ont l'épaisseur et la compacité normales. La cavité du ventricule gauche est un peu rapetissée, les parois en sont quelque peu amincies, de couleur rouge-brun, de consistance compacte. La valvule mitrale est légèrement grossie à ses bords, mais élastique. Les mm-papillaires le sont aussi. Dans la cavité du ventricule gauche,—le coagulum, de couleur jaune, pénètre dans l'aorte. Les valvules de l'aorte sont normales; sur l'intime de l'aorte il y a quelques taches jaune clair de la grandeur d'une tête d'épingle (Commencement d'un ateroma).

DIMENSIONS DU BASSIN

à l'état sec (de squelette).

Sp. ant.	23	D. r. de la largeur du bassin	7,4
Cr. il	22,5	D. tr. » » »	11,5
Conj. v.	4	D. r. de l'étroitesse du bassin	10,2
Conj. diag.	5,5	D. tr. » » »	12
Diam. trans.		D. r. de l'issue du bassin	8,4
de l'entrée	12,75	D. tr. » » »	11,3
Diam. oblique		St. ch. de droite	7
de l'entrée de droite	11	St. ch. de gauche	7,5
u) de gauche	11,5	hauteur de l'union des pubis	4
M. ch. droite	6	Epaisseur	1
u) » gauche	6,3		
Distance du milieu du promontoire à l'éminence iliopectinée à droite	5,5		
u) à gauche	6		

DIMENSIONS D'APRÈS NAEGELÉ.

1 { Du tub. isch. droit jusqu' Sp. il. p. sup. gauche		19,5
» » » gauche » » » » » droit		20,5

$$
2 \begin{cases} \text{Du Sp. il ant. s. droit jusqu' Sp. il p. s. gauche} & 20 \\ \text{»} \quad \text{»} \quad \text{»} \quad \text{»} \text{ gauche } \text{»} \quad \text{»} \quad \text{»} \quad \text{»} \text{ droit} & 19,3 \end{cases}
$$

$$
3 \begin{cases} \text{Du process. spin. 5}^{e}\text{ vertèbre lombaire jusqu' Sp. il a s. gauche} & 15 \\ \text{»} \quad \text{»} \quad \text{»} \quad \text{»} \quad \text{»} \quad \text{»} \quad \text{»} \quad \text{»} \text{ droit} & 15,5 \end{cases}
$$

Du sommet de l'os pubis jusqu' Sp. il p. s. gauche   13,5

  »   »   »   »   »   droit   14

Les os du bassin sont très-compacts et très-massifs; le bassin est lourd ; l'inclinaison en est beaucoup plus considérable que la normale. Les os sont petits; les lames des vertèbres sont étendues et fortement inclinées vers l'horizon. Les deux dernières vertèbres lombaires s'avancent considérablement dans la cavité du grand bassin; l'orifice du petit bassin est réniforme. La base du sacrum avance sensiblement dans l'orifice du petit bassin. Le sacrum a 11 c. de long et 13 de large; sa face antérieure, formant la surface postérieure du petit bassin, se dirige sous un angle obtus, relativement aux vertèbres lombaires, en forme de plan droit jusqu'à la jonction de la 4ᵉ vertèbre lombaire avec la 5ᵉ, où elle se courbe tout d'un coup en forme de crochet; la concavité transversale du sacrum se change en convexité, de telle sorte que les corps des vertèbres saillissént à l'extérieur. Le coccyx avance en crochet légèrement recourbé en haut et en avant. L'épine postérieure de l'os iliaque s'avance considérablement sur la face postérieure du sacrum. Les cavités cotyloïdes sont placées tout à fait en avant, presque au même niveau que le bord antérieur de l'union des pubis; l'arcade pubienne a la forme d'un demi-cercle.

Ce bassin se rapporte donc aux bassins rachitiques plats, avec étroitesse absolue et légèrement asymétriques; lors d'un rétrécissement considérable des dimensions droites, on remarque aussi celui de leurs dimensions transversales, sauf celle de l'issue.

Asile de Tulew.

№ 25. 1874. *Pelvis plana*, 33 ans, enceinte pour la 5ᵉ fois. Deux fois cette femme avait accouché d'elle-même et deux fois au moyen du forceps. D. tr. 33, Sp. 25, Cr. 29 c., Conj. exter. 18 c., Conj. diag. 12, Conj. ver. 10 cent. Accouchement à terme. Elle était entrée à l'asile après l'écoulement des eaux, et 8 heures après le commencement des douleurs. L'orifice est ouvert de 4 doigts; la tête du fœtus se trouve au détroit supérieur; on peut tâter le front à droite, et près de la ligne intermédiaire on sent le commencement de la grande fontanelle. Il y a une tumeur sur le front; les yeux se distinguent très-bien; le nez est disposé selon le diamètre transversal. Les battements du cœur de l'enfant s'entendent fort bien en bas, à gauche, dans le voisinage de la ligne blanche. Dans cette position, la tête est restée 2 heures à l'entrée du bassin. La dilatation de l'orifice du col étant devenue complète, la tête, en se redressant, s'est mise à descendre dans la cavité du bassin selon sa dimension transversale. Durant tout ce temps, les douleurs ont été très-fortes. Deux heures après la tête, se trouvait dans la cavité du bassin, dans la 1ʳᵉ position de la face. Les douleurs sont devenues un peu plus faibles, le visage a fait une rotation, et 14 heures 25 min. après le commencement des douleurs, il est né un garçon vivant, du poids de 4,100 gr.; le délivre est sorti de lui-même 15 min. après. Dans la période qui suivit la délivrance, l'accouchée n'a même pas eu la fièvre.

B. № 58. 1874. *Pelvis plana rachitica.* Anne Afanassiew, âgée de 32 ans, enceinte pour la 1ʳᵉ fois. D. tr. 29, Sp. il. 24, Cr. il. 26, Conj. exter. 16¹/₂, Conj. diag. 10, Conj. ver. 8. Elle avait souffert du rachitisme pendant son enfance; elle a les jambes et les vertèbres légèrement faussées, 1ʳᵉ position antérieure du sommet. La malade était entrée à l'asile 21 heures après le commencement des douleurs. La tête du fœtus était mobile au-dessus du détroit supérieur. Sept heures après, les douleurs ont diminué, et sont restées faibles durant six heures, après quoi elles devinrent plus fortes. La poche des eaux se rompit; celles-ci se sont écoulées lorsque l'orifice était ouvert de trois doigts, et trois heures après une tumeur à la tête a commencé à se former. 11 heures plus tard l'orifice s'était ouvert de 4 doigts; mais en l'absence des douleurs, la tête restait complètement mobile, s'arrêtant, lorsqu'elles agissaient, au détroit supérieur, selon son diamètre transversal, et ayant la suture sagittale dirigée vers la symphyse pubienne. 24 heures se passèrent ainsi. Les battements du cœur du fœtus commencèrent à s'affaiblir. La mère était fort épuisée, son pouls battait 116 pulsations; elle eut deux frissons, le liquide ammotique répandait une mauvaise odeur. La tête restait arc-boutée au détroit supérieur du bassin dans sa dimension transversale, continuant à avoir la suture sagittale tournée vers la symphyse pubienne. La chaleur du sang s'éleva jusqu'à 38,5°. Vu la longue durée des couches, le commencement de l'endométrite *sub partu* et surtout la position de la tête, dans laquelle une délivrance normale était entièrement impossible, on eut recours à la perforation avec le trépan de Braun, et, au moyen du cranioclaste appliqué sur le front, on put extraire un fœtus du sexe féminin pesant 2,800 gr. Après cette opération, il se déclara une faible hémorrhagie, arrêtée bientôt par de la glace dans le vagin et sur le ventre. Pendant la période qui suivit la délivrance, l'accouchée resta bien portante. Elle sortit de l'asile le 9ᵉ jour.

La même femme se retrouva enceinte l'année suivante et malgré la proposition qui lui fut faite de provoquer un accouchement prématuré, elle porta son fruit jusqu'au 10ᵉ mois. Elle entra à l'asile 23 heures après le début des douleurs. Le fœtus se trouvait dans la 1ʳᵉ position antérieure du sommet. Eu égard à son précédent accouchement, on opéra la version lorsque l'orifice fut ouvert de 4 doigts. Pendant l'extraction, une main se rejeta derrière la tête; lorsqu'elle fut déplacée, la tête s'arrêta au-dessus du détroit supérieur du bassin, tout en conservant sa dimension transversale, et ne céda nullement malgré de fortes tractions. On fit donc au fœtus déjà mort une perforation à la partie postérieure du temporal gauche; après l'écoulement de la matière cérébrale, la tête fut extraite au moyen du céphalotribe en 5 ou 6 tractions. Le fœtus était du sexe masculin et pesait 3,300 gr. L'accouchement s'était prolongé 26 heures 12 min. Une endométrite se déclara après l'accouchement; la malade eut la fièvre pendant 4 jours, mais elle se rétablit, et quitta l'établissement le 9ᵉ jour.

№ 17. 1874. *Bassin d'une étroitesse absolue, aplati, rachitique.* Marie Kirs, âgée de 21 ans, et enceinte pour la 1ʳᵉ fois. Ayant souffert du rachitisme dans son enfance, elle avait une vertèbre dorsale légèrement faussée. D. tr. 30, sp. 22, cr. 24, conj. exter. 15³/₄, conj. diag. 9¹/₄, con. ver. 7¹/₂. Elle se trouvait au 9ᵉ mois de sa grossesse, et était entrée à l'asile 8 heures après le commencement des douleurs, au moment où l'orifice était dilaté de deux doigts. Le fœtus se trouvait dans la 2ᵉ position postérieure du sommet, duquel il a passé à l'antérieur dans la cavité du bassin. 7 heures plus tard, et lors de quelques faibles douleurs, l'orifice s'ouvrit complètement et les eaux s'écoulèrent. La configuration de la tête est très bonne, la petite fontanelle s'abaissa dans la ligne conductrice; la suture sagittale tournée en arrière se trouva parallèle au diamètre transversal du bassin. Après cela la grande fontanelle descendit à son tour. La tête traversa l'endroit rétréci à une seconde descente de la petite fontanelle, qui se tourna en avant dans la cavité du bassin. Il naquit une petite fille vivante du poids de 2,500 gr. L'accouchement s'était prolongé 17 heures 5 min. Dans la période qui suivit la délivrance la malade eut une endométrite; elle n'en quitta pas moins l'hospice bien portante le 10ᵉ jour.

№ 107. 1874. *Bassin d'une étroitesse absolue, aplati, rachitique.* Marie Doctorow, âgée de 22 ans, ayant souffert du rachitisme dans sa jeunesse, avait les jambes faussées. Elle était enceinte pour la première fois. D. tr. 28, Cr. 23, Sp. 19, Conj. ext. 16¹/₄, Conj. diag. 10, Conj. v. 8. Première position antérieure du sommet. La tête se trouve au détroit supérieur du bassin dans sa dimension transversale ; il y a descente de la petite fontanelle dans la ligne conductrice du bassin. L'orifice s'étant ouvert tout à fait, et les eaux s'étant écoulées, la tête reste dans cette position durant trois heures. Les douleurs commencent alors à diminuer ; les battements du cœur de l'enfant deviennent plus rares, plus faibles et plus irréguliers. Avec les eaux il sort du méconium. Forceps et épisiotomie droite. Quatre tractions suffisent pour faire passer la tête par l'endroit rétréci ; les branches de l'instrument étant écartées, on extrait assez facilement une petite fille vivante pesant 2,750 gr. Hémorrhagie p. p. Pendant la période qui suivit l'accouchement, la malade souffrit d'une endométrite, paracolpite et d'une paramétrite droite. Elle sortit le 9me jour.

ANOMALIES DU CÔTÉ DU FŒTUS.

Une procidence des membres du fœtus a été observée 10 fois. Il y a eu procidence d'un ou de deux bras deux fois dans des accouchements gémellaires, et huit fois lors de la présentation par le sommet. Dans un accouchement gémellaire, un de ces cas a été observé par rapport au second enfant ; une autre fois il y a eu procidence d'un bras lorsque le second jumeau se trouvait dans la position de la face.

Ces accouchements étaient tous à terme ; parmi les accouchées il y avait six primipares et quatre multipares.

Il est né 11 enfants vivants et un mort (celui des jumeaux qui se trouvait dans la position de la face avec procidence d'un bras). La durée moyenne de l'accouchement ne s'est pas accrue lors de ce genre d'anomalie. Parmi les accouchées, 8 sont restées bien portantes, une a souffert d'une légère endométrite, et la dernière d'une endométrite grave compliquée de septicémie, dont, d'ailleurs, elle s'est rétablie.

La procidence et la chute du cordon ombilical ne se sont rencontrées que trois fois dans des accouchements gémellaires. Cette anomalie a eu lieu une fois chez une multipare à sa 6me grossesse, lorsque le fœtus se trouvait dans la 1re position du sommet ; l'accouchement s'est terminé par la version, et la mère et l'enfant sont restés bien portants ; dans un autre cas, se rapportant à une femme accouchant pour la 8me fois, la chute du cordon a eu lieu chez le premier enfant, lequel se trouvait dans la 2me position du siége ; l'extraction du fœtus a été faite ; chez le 2e enfant, lequel se trouvait dans la 1re position du sommet, il y a eu procidence et chute du cordon ; on a opéré alors la version et l'extraction ; les jumeaux et leur mère ont quitté l'asile en bonne santé.

La position transversale n'a été observée que 4 fois; les cas ont tous eu lieu dans des accouchements à terme et chez des multipares, notamment chez des femmes accouchant pour la 2me, 3me, 5me et 6me fois.

Un cas s'est rencontré dans un accouchement gémellaire, à propos du second enfant. Tous ces accouchements se sont terminés par la version intérieure et l'extraction ; les enfants et leurs mères sont restés bien portants.

Une longueur considérable du cordon, ainsi que son enroulement autour de diverses parties du corps, s'est rencontrée assez souvent, nommément 72 fois. Il y a eu, dans ces cas, 69 naissances d'enfants vivants. Quant aux enfants mort-nés, ils étaient déjà privés de vie avant la seconde période de l'accouchement. Cette anomalie n'a présenté de danger sérieux qu'une seule fois, quand le cordon, enroulé 4 fois autour du cou et menaçant le fœtus d'asphyxie, fut coupé avant d'être noué ; dans tous les autres cas, elle n'a pas eu de conséquence grave. La durée moyenne des accouchements, lors de l'enroulement du cordon, a été presque la même que dans les cas ordinaires.

La grandeur excessive du fœtus n'a pas fait une seule fois obstacle à l'accouchement, et, grâce à un bassin bien fait, le plus gros enfant, ayant une longueur de 55 cent. et pesant 4,850 gr., a pu naître sans difficulté particulière.

DES NOUVEAUX-NÉS.

Sur 808 accouchements, dont 18 gémellaires et 6 avortements, il est né 820 enfants.

Il est né 422 garçons, c'est-à-dire 51,5 %, dont 24 morts, ou 5,7 %, et 398 filles, soit 48,5 %, dont 23 mortes, ou 5,8 %. La proportion des enfants mort-nés est presque la même pour les filles que pour les garçons. Parmi les enfants morts, il en avait 20 macérés, dont 11 se sont rencontrés lors d'accouchements prématurés ; conséquemment la proportion des enfants morts peu avant la délivrance ou pendant son cours est de 3,2 %.

253 enfants ont été envoyés à l'Hospice des Enfants trouvés. Le chiffre des enfants naturels est de 48,5 %.

La moyenne du poids et de la longueur des enfants venus à terme a été de 3,300 gr. et de 50 cent. pour les garçons, et de 3,270 gr. et 49 cent. pour les filles. Le plus grand garçon pesait 4,850 gr. et mesurait 55 cent. de long ; la plus grande fille pesait 4,650 gr. et avait 53,5 cent. de longueur. Par conséquent, les garçons se sont trouvés, aussi chez nous, plus pesants et plus longs que les filles.

Les accouchements dans la rue, c'est-à-dire ceux qui ont eu lieu sur le chemin de l'asile, ont été au nombre de 10. Cinq fois ils sont arrivés chez des primipares et, dans deux de ces cas, il y a eu rupture du périnée. Une rupture s'est ressoudée après avoir été recousue ; l'autre s'est cicatrisée d'elle-même, sans suture. Trois accouchées sont restées bien portantes ; une a eu la fièvre le soir du 3me jour, et alors la température de son corps s'est élevée à 38,5° ; une autre a souffert d'une légère endométrite et s'est vite rétablie. Les enfants, nés à terme, étaient tous vivants. Trois femmes, à leur seconde grossesse, ont accouché sans lésions des parties génitales ; leurs enfants sont tous nés à terme et vivants, et les accouchées sont restées bien portantes. Une femme enceinte pour la troisième fois a accouché prématurément, au huitième mois de sa grossesse, d'un enfant mort ; elle est restée elle-même bien portante. Enfin une femme à sa huitième grossesse a accouché sur le perron de l'asile ; le délivre est sorti à l'asile même, et la mère et l'enfant sont restés en bonne santé.

Il est difficile de fixer la durée de ces accouchements ; mais, à en juger par les récits, elle a dû être très-courte.

Quant aux avortements, il y en a eu 6 dans les deux asiles. Deux fois ils ont eu lieu chez des primipares et 4 fois chez des multipares ; l'une de ces dernières a fait trois fausses couches successives. Tous ces avortements sont arrivés entre 2 et 3 mois de grossesse. Trois fois ils ont été accompagnés de fortes hémorrhagies, et terminés artificiellement par l'introduction du doigt dans l'utérus. Dans les trois autres cas, l'hémorrhagie a été faible. Aucune de ces femmes n'a eu, après l'avortement, la moindre élévation de température, et toutes ont quitté l'asile bien portantes.

La moyenne du séjour à l'asile se trouve être, pour tout le temps, de 6,9 jours (5,560 jours) ; elle a été de 6,1 jours pour les femmes bien portantes, et de 9 jours pour les malades. D'après les années, la moyenne du séjour à l'établissement est répartie ainsi qu'il suit : En 1871, 6,6 jours pour les accouchées bien portantes, et 9,6 pour les malades ; en 1872, de 5,8 pour les femmes bien portantes et de 9,4 pour les malades ; en 1873, de 5,7 pour les bien portantes et de 9,1 pour les malades ; en 1874, de 5,9 jours pour les bien portantes et 9,8 pour les malades ; enfin, en 1875, de 6,8 jours pour les premières et de 9,5 pour les secondes.

OPÉRATIONS.

Sur 808 accouchements qui ont eu lieu dans les deux asiles, les secours de l'art ont été réclamés 54 fois, dont 47 ou 7,7 % à l'asile de

Narischkine, et 11, ou 4 %, à celui de Tulew. Cette différence dans le nombre des opérations provient de ce que l'administrateur de l'asile de Narischkine, étant en même temps accoucheur officiel d'une des sections de St-Pétersbourg, les femmes enceintes indigentes de sa polyclinique ont été envoyées dans cet établissement, lors de cas difficiles ou de l'impossibilité de pratiquer les opérations à leur domicile.

Dans 51 accouchements qui ont exigé les secours de l'art, il est né 39 enfants vivants et 12 morts. Parmi les accouchées, 28 (56 %) sont restées bien portantes, 21 (42 %) ont été quelque peu malades, enfin une seule (2 %), gravement atteinte, est morte. Nous ne comprenons pas dans ces chiffres trois opérations dans lesquelles la mort a suivi immédiatement l'accouchement; elles sont décrites en détail en leur lieu et place.

Le forceps a été employé 25 fois, c'est-à-dire une fois pour 32 accouchées; 18 fois cet emploi a eu lieu chez des primipares, c'est-à-dire 7,5 %, ou une fois sur 13 cas, et 7 fois chez des multipares, c'est-à-dire 1,2 %, ou un cas sur 81 multipares.

L'application du forceps a eu lieu le plus souvent dans les cas de douleurs peu fortes et de l'affaiblissement du battement de cœur du fœtus, notamment 16 fois. Cette application a eu lieu 12 fois chez des primipares, dont 2 sur des têtes haut placées, et 4 fois chez des multipares. Dans ces 16 cas, la faiblesse des douleurs a, de plus, été compliquée 6 fois par un plus ou moins grand rétrécissement du bassin.

On a extrait 9 filles et 7 garçons; 14 enfants sont nés vivants, desquels l'un est mort deux jours après; un fœtus qui semblait mort n'a pu être rappelé à la vie; un autre est né déjà mort.

Parmi les accouchées, 6 (37,5 %) sont restées en bonne santé, dont 2 avaient eu pendant un jour seulement une certaine élévation de température; 10 (62,5 %) ont souffert d'une légère endométrite et d'une colpite; dans ce dernier nombre il y avait 9 primipares et 1 multipare; — toutes se sont rétablies très-promptement.

Lors de douleurs spasmodiques, le forceps a été appliqué 8 fois, dont 7 chez des primipares, et 1 chez une femme à sa seconde grossesse. Un plus ou moins grand rétrécissement du bassin s'est, dans ces cas, rencontré 4 fois; de plus, une complication de l'accouchement a eu lieu une fois par suite d'éclampsie. 4 fois l'application du forceps a eu lieu lorsque les têtes étaient haut placées.

On a extrait 5 garçons et 3 filles; 5 enfants sont nés vivants et 3 morts (l'un d'eux lors de l'éclampsie). 5 accouchées (62,5 %), dont 4 primipares et 1 multipare, sont restées bien portantes, et 3 (37 %) ont été malades;

l'une de celles-ci a souffert d'une légère endométrite, et deux d'endométrite légère compliquée de paramétrite. Toutes se sont rétablies assez promptement.

Enfin le forceps a été appliqué une fois par suite de l'exiguïté et de l'impraticabilité du vagin chez une primipare ayant le bassin tout à fait normal. La tête descendit dans la cavité du bassin dans la position transversale et s'y arrêta jusqu'à l'application du forceps sans y faire de rotation intérieure, malgré d'assez fortes douleurs au commencement; les battements du cœur de l'enfant devinrent plus fréquents et plus faibles, et quoique, 3 heures 15 min. après la dilatation complète de l'orifice, on eut appliqué le forceps, on n'en retira pas moins une petite fille morte, qui ne put être ranimée. L'accouchée souffrit d'endométrite et de paramétrite; mais au bout de 12 jours elle quitta l'établissement bien rétablie.

Conséquemment, lors de l'application du forceps, on a extrait 75 % d'enfants vivants, et 44 % des accouchées sont restées bien portantes; en outre, parmi celles qui sont tombées malades, lesquelles forment 56 %, non-seulement aucune n'est morte, mais encore pas une n'a eu de maladie grave.

Si nous portons notre attention sur ce fait que la durée moyenne des accouchements lors de douleurs faibles est de 26 heures 26 min. dans la première période, et de 4 heures 44 min. dans la seconde, tandis qu'elle est de 43 heures 30 minutes quand les douleurs sont convulsives, nous trouvons que l'augmentation relativement faible des maladies légères, qui est portée, en général, chez les primipares de nos asiles de 39 % à 56 %, peut être facilement expliquée par l'augmentation de durée de l'acte de l'accouchement; et si, de plus, nous ajoutons que, dans 14 cas d'application du forceps, différentes lésions ont dû être occasionnées aux organes génitaux, telles que l'incision des lèvres, etc., nous arriverons involontairement à conclure que, par elle-même, l'opération du forceps est une opération tout à fait inoffensive.

Il va de soi que cette déduction n'est pas applicable aux grandes maisons d'accouchement, ce dont nous nous convaincrons par les comparaisons suivantes: En 1871, à l'Etablissement impérial obstétrique de l'Hospice des Enfants trouvés de St-Pétersbourg, sur une mortalité générale annuelle de 4,8 %, il est mort celles des accouchées auxquelles on avait appliqué le forceps et qui, par l'irrégularité de l'acte d'accouchement, se trouvaient très-vraisemblablement dans les mêmes conditions que les accouchées de nos asiles — 17,3 % *); en 1872, lors d'une mortalité générale de 3,3 %, il en est mort 18,1 %, et, en outre, une femme a été transférée à l'hôpital **). A l'Institut d'accouchement, placé sous le patronage de S. A. I. la grande-

---

*) Отчеты Биддера и Сутугина.   **) Отчетъ Тарновскаго.

duchesse Catherine Mikhaïlovna, durant un laps de 15 ans, la proportion de mortalité des accouchées a été de 9 °/o *). A l'hospice d'accouchement de Marie, de 1870 à 1876, il est mort 14 femmes, ou 23 °/o, sur 61 accouchements terminés au moyen du forceps.

La perforation de la tête et la cranioclasie ont eu lieu trois fois. La durée moyenne de l'accouchement, dans ces cas, a été de 42 h. 40 min. La raison déterminante de la craniotomie a été, dans deux cas, le rétrécissement du bassin, dont, dans l'un d'eux, le diamètre sacro-pubien n'avait pas plus de 8 cent. (cas décrit à la casuistique des bassins étroits). Un accouchement traînant trop en longueur et l'apparition de symptômes d'une endométrite sub partu ont, dans le second cas, et après une attente vaine de 72 heures, déterminé la perforation de la tête d'un fœtus vivant: les deux accouchées se sont rétablies. Dans le 3ᵉ cas, lors d'un rétrécissement peu considérable (10 cent.) du diamètre droit, l'enfant s'était arc-bouté au détroit supérieur du bassin dans la position frontale; la malade avait faibli, et une endométrite sub partu s'était développée. L'accouchée souffrit après cela d'une légère endométrite accompagnée de paramétrite; mais 10 jours après elle quitta l'asile en parfaite santé. Quant au cranioclaste, il s'est fermement tenu dans ces trois cas, et l'extraction s'est faite très facilement, malgré le degré considérable de rétrécissement du bassin et les dimensions relativement grandes des enfants.

En 1871, à l'établissement obstétrique, lors d'opérations analysées par nous, sur 4 accouchées deux, c'est-à-dire 50 °/o, sont mortes de maladies puerpérales; une a été atteinte d'une endométrite grave, et une autre est morte deux heures après la délivrance. Aucune, par conséquent, n'est restée bien portante. En 1872, sur sept accouchées, il en est mort 2, c'est-à-dire 28,6 °/o; les autres ont souffert plus ou moins sérieusement. A l'Institut d'accouchement, la mortalité après les couches, lors de cette opération, a été, d'après le Dʳ Hugenberger, de 50 °/o. A l'hospice d'accouchement de Marie, sur 3 perforations la mort de l'accouchée s'en est suivie une fois, c'est-à-dire 33,3 °/o.

La version et l'extraction ont été effectuées 9 fois, ce qui donne une version sur 89,8 accouchements. Cette opération a eu lieu une fois chez une primipare et 8 fois chez des multipares. La version et l'extraction ont été, dans un cas, suivies de la perforation de la tête et de la céphalotripsie. La cause déterminante de ces opérations a résidé deux fois dans la procidence du cordon, lors de la présentation de la tête; 4 fois dans la position transversale du fœtus, 2 fois dans la procidence du placenta, et une

---

*) Отчетъ Гугенбергера.

fois dans le rétrécissement considérable du bassin, cas où la craniotomie a eu lieu. On a extrait 6 enfants vivants, c'est-à-dire 66,7 %, et 3 morts, dont l'un lors de la procidence du placenta, un autre lors de la position transversale (celui-ci était déjà putréfié), et le troisième lors de la perforation de la tête. Parmi les accouchées de cette catégorie, si l'on en excepte une qui bientôt après l'accouchement est morte d'une anémie aiguë, lors de la procidence du placenta, 7 sont restées bien portantes, desquelles 4 n'ont eu qu'une faible élévation de température pendant un jour, et une a souffert, après la céphalotripsie, d'une endométrite légère; celle-ci s'est d'ailleurs promptement rétablie. En retranchant ce cas de mort d'anémie aiguë, nous verrons que la proportion de mortalité par suite de maladies puerpérales se trouve égale à 0.

En continuant cette comparaison avec les autres maisons d'accouchement de St-Pétersbourg, nous trouverons qu'à l'établissement obstétrique, en 1871, il est mort de maladies puerpérales 12,5 % des accouchées. Dans le calcul de cette proportion, on a omis les cas de procidence du placenta, attendu que dans cette anomalie même, outre l'influence de l'opération, il y a beaucoup de chances en faveur d'une maladie spontanée, ainsi que les cas dans lesquels la mort a suivi immédiatement l'accouchement; qu'en 1872, à l'exclusion des cas de procidence du placenta, il est mort 10,5 % des accouchées, qu'à l'Institut d'accouchement il est mort, d'après Hugenberger, 19 % des accouchées, et qu'à la maison d'accouchement de Marie, sur 33 versions 9 femmes sont mortes, c'est-à-dire 27 %.

Six extractions complètes ont été faites, sans compter une extraction assez difficile de la tête, exécutée d'après le procédé de Mme Lachapelle; toutes ces accouchées étaient multipares. Des douleurs faibles ou convulsives ont servi d'indication. On a extrait 4 enfants vivants, 2 macérés et 1 mort. En retranchant les fœtus macérés, nous obtiendrons 80% d'enfants restés vivants. A l'exclusion d'une accouchée à laquelle on a fait l'extraction d'un fœtus mort et macéré et dont la rupture de l'utérus a eu lieu spontanément, accouchée morte aussitôt après l'extraction, 5, soit 83,3%, parmi les 6 autres, sont restées bien portantes; la 6° a souffert d'endométrite et de paramétrite légères, mais s'est bien vite rétablie. En conséquence, et lors de cette opération même, la proportion de mortalité est égale à 0. En 1871, la mortalité par suite de maladies puerpérales a été de 12,5% à l'Etablissement obstétrique, et de 5,9% en 1872; à l'Institut d'accouchement, elle a été, d'après Hugenberger, de 1%; enfin à l'hospice d'accouchement de Marie, sur 51 extractions, il est mort une accouchée, soit 1,9%.

Le décollement du placenta au moyen de la main introduite dans l'utérus a eu lieu onze fois, c'est-à-dire 1 fois sur 73,4 accouchements. Il a eu lieu 8 fois lors de son adhérence (1 fois sur 101 accouchements), dont 3 chez des primipares et 5 chez des multipares. Après cette opération, 4 accouchées sont restées en bonne santé, 6 ont eu une légère endométrite, compliquée dans deux cas de paramétrite, et une, c'est-à-dire 9%, a été atteinte d'une endométrite putride, compliquée de septicémie, dont elle est morte le 11ᵉ jour à l'asile même. Quoique les conséquences de cette opération n'aient pas été aussi satisfaisantes que les précédentes, et malgré ce chiffre relativement très-défavorable, on peut pourtant se consoler en voyant qu'à l'Etablissement obstétrique la proportion de la mortalité a été, en 1871, de 30,7%, et de 13,8% en 1872. A l'Institut d'accouchement cette proportion n'est pas indiquée par Hugenberger. Quant à l'hospice d'accouchement de Marie, sur 20 décollements du placenta, il n'y a pas eu un seul cas de mort. Nous devons avouer en même temps que dans le cas donné la gravité de la maladie après l'opération a dépendu du retard qu'on a mis à porter secours. L'accoucheur administrateur ne saurait être en permanence à l'asile ; c'est pourquoi il n'a pu porter secours à temps et n'a procédé au décollement du délivre que 7 heures après les essais infructueux d'un médecin non spécialiste appelé en vue d'une forte hémorrhagie qui s'était déclarée.

Des incisions au col ont été pratiquées trois fois ; la première fois comme opération indépendante et suffisante, suivi dans les deux autres cas de l'application du forceps ; — toutes les accouchées sont restées en bonne santé.

On a fait une opération césarienne et provoqué une fois l'accouchement prématuré vers la fin du 9ᵉ mois. Ces deux cas sont décrits à la casuistique des bassins étroits ; nous nous bornerons à rappeler ici que le courant d'induction ne nous a pas réussi, et que les accouchements ont été déterminés par le procédé plus exact et plus certain de Simpson Krause.

Prenons maintenant les chiffres des opérations exécutées dans tous les asiles durant les six années et demie de leur existence, en excluant du total les cas de procidence du délivre, ainsi que ceux où la mort a suivi immédiatement la délivrance, attendu qu'ils ne donnent aucune indication relativement à l'influence des opérations sur les malades qui suivent l'accouchement. Le forceps a été employé 136 fois ; après son application 7 accouchées sont mortes, c'est-à-dire 5,1%.

La version a été opérée 38 fois, et il est mort 3 accouchées, c'est-à-dire 7,9%.

L'extraction a été faite 22 fois et la mortalité a été de 0. Le décollement du placenta adhérent ou retenu par suite de crampes, a eu lieu 38 fois au moyen de procédés intérieurs ; il est mort 3 accouchées, soit 7,9 %.

On a fait 6 fois la version et l'extraction lors de la procidence du placenta ; trois accouchées se sont rétablies, deux sont mortes et une a été envoyée à l'hôpital ; — l'issue de sa maladie est restée inconnue. Si, selon notre habitude, nous ajoutons cette femme au nombre de celles qui sont mortes, nous obtenons comme mortalité l'énorme proportion de 50°/o ; et ce, tandis qu'en 1871 il n'y pas eu, à l'Etablissement obstétrique, un seul cas de mort résultant de cette anomalie et de cette opération ; qu'en 1872 le chiffre de la mortalité y a été de 25,5°/o (en comprenant dans cette mortalité, ainsi que nous le faisons pour les asiles, les cas où les accouchées ayant été envoyées à l'hôpital, l'issue de leur maladie est restée inconnue) et qu'à l'Institut d'accouchement elle a été de 37°/o.

En outre, dans le cas de la procidence du placenta, on a fait 3 versions avec extraction, ainsi qu'une extraction complète, lors desquelles les accouchées sont mortes immédiatement après les opérations.

Trois versions et extractions ont eu lieu lors de la rupture spontanée de l'utérus, et toutes les trois accouchées sont mortes fort peu de temps après la délivrance.

Les résultats obtenus par la comparaison des chiffres des autres asiles sont moins consolants que ceux des deux asiles que nous examinons ; mais ils sont en tout cas bien meilleurs que ceux des établissements obstétriques mentionnés.

Si nous nous rappelons que, dans ces établissements, les opérations sont faites par les plus habiles représentants de l'art obstétrical, ou sous leur direction ; que, vu l'organisation de ces maisons, qui ont toujours sous la main un médecin accoucheur de service, le retard dans les secours exigés est, à l'encontre des asiles, chose tout-à-fait inadmissible ; qu'enfin, pourvues de ressources plus considérables, les maisons d'accouchement ont aussi, lors des opérations, des commodités plus grandes que les asiles, disposant, pour leur entretien, de moyens bornés et où les accoucheurs sont souvent, à défaut d'aide, dans la nécessité de faire les opérations sans chloroforme, — il deviendra parfaitement clair que les Etablissements obstétriques ont pour eux toutes les chances, tant en faveur des secours portés à temps que des opérations régulièrement exécutées, et qu'en conséquence, eu égard à l'identité des conditions climatériques ainsi qu'au même contingent d'indigentes, les résultats doivent y être plus satisfaisants que dans les asiles, fait confirmé par les seuls cas qui réclament tant la promptitude que l'opportunité des secours.

La proportion de la mortalité dans les asiles, lors de la procidence du placenta, dépasse en effet de beaucoup celle des établissements obstétriques, alors que dans les autres opérations il y a un rapport tout à fait opposé. Conséquemment la racine du mal gît, non dans le fait des opérations mêmes, mais dans quelque chose d'autre, et ce quelque chose consiste en ce que les maisons prises par nous pour terme de comparaison sont de grandes maisons d'accouchement.

Des soins donnés aux accouchées et aux enfants dans les asiles. On n'admet dans les asiles que les femmes enceintes sur le point d'accoucher. Il y a 4 lits dans chaque établissement : 1 pour les femmes en couches et 3 pour les accouchées ; mais on ne peut admettre en tout que 3 femmes à la fois, le quatrième lit étant réservé pour les cas extrêmes, comme, par exemple, lorsqu'il se présente une femme chez qui la dilatation du col est complète ; après quoi, s'il se présente d'autres femmes enceintes, l'asile refuse de les recevoir, mais prend des mesures pour les installer ailleurs et les fait transporter, accompagnées de gardes-malades, dans une autre maison d'accouchement.

Il y a à l'asile, tant pour la réception das femmes enceintes que pour les soins à donner aux accouchées ainsi qu'aux nouveaux-nés, une sage-femme et son aide, qui, ordinairement, sont de service à tour de rôle pendant 24 heures ; mais dans le cas de maladie grave, la sage-femme et son aide partagent leurs occupations de manière que l'une d'elles soigne les malades de la salle commune, et l'autre la femme en travail. Il n'y a que les seuls accouchements réguliers qui soient terminés par la coopération de ces deux personnes. Dans les cas où il se rencontre une anomalie quelconque dans les dimensions du bassin, dans la position du fœtus, etc., l'accoucheur-administrateur de l'asile est aussitôt appelé.

Il y a ordinairement dans la chambre des accouchements un lit à une place et demie, qui au besoin se transforme en lit transversal ou petit lit; il est muni de deux matelas en crin, et, en outre, de la quantité nécessaire de toile cirée et de linge de lit propre, qui, après chaque accouchement, sont changés et lavés, puis enfin détruits au bout d'un certain temps.

En cas de nécessité, on installe aussi une baignoire dans cette même chambre. Après la délivrance on lave l'accouchée, on lui change sa chemise et son linge de lit. Elle reste dans cette chambre pendant 7 ou 8 heures, c'est-à-dire jusqu'à ce que l'utérus se soit contracté au degré voulu ; puis, lavée et vêtue de linge propre, elle est transportée à bras dans la salle commune. Mais si l'accouchée a supporté une opération plus ou moins pénible, dont la conséquence a été la lésion des parties sexuelles, et si en même temps il se trouve dans la salle commune une autre accouchée at-

teinte d'une maladie douteuse, la première est laissée dans la chambre d'accouchement pour un temps plus long, déterminé par les circonstances.

Dans la salle commune des accouchées, les lits sont en fer, à une seule
place, et munis de matelas de crin recouverts d'une paillasse garnie de foin.
Après la sortie de chaque malade, le foin est retiré, la taie lessivée, et en
cas de mort ou même de maladie de l'accouchée qui y reposait, la taie est
brûlée.

Les accouchées atteintes de maladies légères restent à l'hospice jusqu'à
leur entière guérison ; celles dont les couches ont déterminé une maladie
grave n'y restent que jusqu'à ce que le caractère de cette maladie soit bien
déterminé ; puis elles sont ou transférées à l'hôpital, ou, sur leur demande,
renvoyées chez elles, où elles reçoivent d'ordinaire la visite du médecin dirigeant l'hospice. Mais quand la maladie acquiert un caractère aigu ;
quand, dans un court espace de temps, elle se développe à tel point que le
transport de la malade à l'hôpital deviendrait un acte inhumain, on prend
les mesures suivantes : l'admission de nouvelles femmes enceintes est suspendue, la malade est transférée dans la chambre d'accouchement, dont la
communication avec la salle commune est interrompue ; quant aux autres
accouchées, elles sont renvoyées de l'asile aussitôt que faire se peut. L'accouchée qui vient à mourir est immédiatement transportée au cabinet ana-
tomique de l'hôpital le plus voisin ; l'asile est purifié et laissé pour quelque temps ouvert à l'aération.

Les soins donnés aux accouchées consistent principalement dans l'observation d'une extrême propreté quant au linge qu'elles portent, et, surtout, quant à leurs organes sexuels. Dans ce but, les chemises des accouchées
sont changées chaque jour ; en outre, deux fois par jour, a lieu la toilette
des accouchées, toilette qui consiste en ce qui suit : on change deux fois
par jour leurs draps de lit de dessous (ceux de doublure sont remplacés
plus souvent, suivant la nécessité) ; on fait au vagin des injections et des
lavages à l'eau, pour lesquels l'emploi d'éponges est proscrit et remplacé par
la cruche d'Esmarch ; l'eau employée pour les injections ne dépasse pas 24
à 26° ; quand les lochies répandent une odeur fétide, on fait usage pour
les injections d'acide phénique, et les injections elles-mêmes sont répétées
plus souvent, selon l'indication du médecin.

D'après le désir des mères, leurs enfants peuvent être envoyés, aux
frais de l'établissement, à l'hospice des Enfants trouvés, quoiqu'il y ait dans
la salle commune un nombre correspondant de lits d'enfants et que les sages-femmes soient dans l'obligation de soigner ceux des nouveaux-nés laissés
près de leurs mères, c'est-à-dire de les laver, de changer leurs langes, etc.

Comme le principal contingent des clientes de l'asile se compose de femmes de la basse classe, et que le vulgaire russe, ainsi qu'il est notoire, ne juge pas nécessaire d'observer le repos après une maladie, il arrive que les accouchées restent fort malgré elles à l'asile, regardant ce temps comme passé dans l'oisiveté. C'est pour cette raison que le nombre moyen de jours passés par elles à l'asile, nombre insignifiant comme nous l'avons vu plus haut, n'a été obtenu qu'à grand'peine et avec un certain effort de la part des administrateurs de l'établissement. L'absence, du côté de l'administration, de mesures coercitives qui contraignent les accouchées à séjourner à l'asile le nombre de jours nécessaire à leur guérison, a encore accru les soucis et les embarras de l'asile dans ses efforts pour les retenir. Ce n'est que cette année qu'a été édicté un règlement en vertu duquel les accouchées ne peuvent quitter l'asile avant 8 jours. Les considérations qui ont déterminé cette disposition sont basées sur les rapports de l'hospice des Enfants trouvés, d'après lesquels on voit que la plus grande proportion de mortalité tombe précisément sur les enfants déposés à l'hospice en question avant 8 jours d'existence.

Dès le premier jour de l'entrée des accouchées à l'asile on leur donne des aliments nourrissants : du fort bouillon de viande, de la gelée de canneberge, de la soupe au gruau et du thé avec des petits pains blancs ; à partir du troisième jour, on y ajoute de la viande, et, selon les indications du médecin, du vin, des beefsteaks, etc.

Comme dans la plupart des cas il n'y a dans les asiles aucun appareil destiné et approprié à la ventilation et au renouvellement de l'air, ou que, s'il y en a, le jeu en est généralement peu satisfaisant, l'asile profite, pour ainsi dire, de chaque instant propice pour ouvrir les vasistas et aérer, ne fût-ce que pour peu de temps, les appartements des accouchées. Durant l'été, les fenêtres restent ouvertes la plupart du temps.

Asile d'accouchement du quartier de Kolomna.

L'asile d'accouchement de Kolomna a commencé ses opérations le 1er août 1869. Il se trouvait, dans l'origine, sous la direction de M. Boreicha, médecin-accoucheur, mort en 1874 ; actuellement il est administré par M. Chulgovsky. Cet asile est installé dans le grand édifice de pierre du quartier de Kolomna.

La disposition de cet établissement est la suivante d'après le plan : *a)* entrée de parade sur la rue ; *A*, antichambre, *B*, cuisine ; de l'antichambre une porte s'ouvre sur une chambre de passage *C*, dans laquelle il y a deux autres portes, dont l'une mène à la chambre de bain *D*, l'autre à la chambre d'accouchement *F*; *F*, chambre d'accouchement; *G*, salle commune, *H*, chambre de la sage femme. La porte qui conduit de l'appartement de la sage-femme à la salle commune des malades est tenue fermée.

L'activité bienfaisante de cet asile est exprimée par les chiffres suivants :

Année.	Primipares.	Multipares.	Total des accouchées.	Non mariées.	Mariées.	Accouchements prématurés.	Accouchements gémellaires.	Garçons.	Filles.	Morts-nés.	Mortes à l'asile.	Envoyées à l'hôpital.	Mortes à l'hôpital.	Issues inconnues.	Nombre de jours.	Durée moyenne du séjour.
1869	38	44	82	59	23	7	1	40	43	5	1	1	1	—	410	5
1870	62	79	141	87	54	7	1	70	71	4	2	—	—	—	688	4,8
1871	55	113	168	110	58	12	4	81	91	6	1	—	—	—	709	4,2
1872	51	169	220	148	52	9	—	100	120	4	—	—	—	—	891	4,05
1873	55	141	196	135	61	11	5	98	103	2	—	1	—	1	1,074	5,5
1874	53	126	179	123	56	9	7	98	88	8	—	—	—	—	1,096	6,1
1875	33	101	133	100	33	5	4	74	61	7	1	1	1	—	998	7,5
Total	347	772	1,119	762	337	60	22	561	577	36	5	3	2	1	5,866	5,2

En comptant comme morte une accouchée dont l'issue de la maladie est restée inconnue, nous obtiendrons pour tout le temps une proportion de mortalité égale à 0,71 %, avec une moyenne de séjour à l'asile de 5,2 jours.

D'après les années, cette proportion se répartit ainsi :

1869   2,4 % avec 5,0 jours de séjour moyen,
1870   1,4   »   4,8   »   »
1871   0,6   »   4,2   »   »
1872   0   »   4,05   »   »
1873   0,51   »   5,5   »   »
1874   0   »   6,1   »   »
1875   1,6   »   5,7   »   »

La proportion des enfants mort-nés a été de 3,2 %. D'après les années, elle se répartit de la manière suivante :

<pre>
En 1869 . . . . . . 6,02 %
 » 1870 2,8
 » 1871 3,5
 » 1872 1,8
 » 1873 1,02
 » 1874 4,4
 » 1875 5,2
</pre>

Il y a eu, en outre, trois avortements.

On a envoyé à l'hospice des Enfants trouvés, déduction faite de l'année 1875, 368 enfants, nombre qui représente 55,6 % des enfants naturels.

Les accouchements ont été, dans 15 cas, terminés par le secours de l'art, nommément : le forceps a été employé 6 fois lors de douleurs faibles. Les mères et les enfants sont restés vivants.

Lors du rétrécissement du bassin, le forceps a été employé une fois, et alors la mère et l'enfant sont morts.

Dans des cas d'éclampsie, le forceps a été appliqué 3 fois ; les trois mères et deux enfants sont restés vivants, le troisième enfant est mort.

Trois versions et extractions ont été opérées, — deux fois lors de la position transversale du fœtus et une fois lors de la procidence du placenta ; dans ces cas les trois accouchées sont restées vivantes, mais deux enfants sont morts.

Le décollement du placenta a eu lieu une fois par suite de son adhérence ; dans cette occasion l'accouchée est restée en vie.

L'extraction a eu lieu une fois lors de la présentation du siége avec l'application du forceps sur la tête ; l'accouchée, à la suite de cette opération, a été envoyée à l'hôpital.

Aucun symptôme d'endémie n'a été observé dans cet hospice depuis sa fondation. Les cas de mortalité mensuelle sont répartis de la manière suivante :

<pre>
Année 1869 en septembre 1
  »   »   » décembre 1
  »   1870 » février   1
  »   »   » avril   1
  »   1871 » mars   1
  »   1873 » mai   1
  »   1875 » février   1
  »   »   » juin   1
</pre>

En outre une femme en couches est morte d'apoplexie pendant le travail, et une accouchée, deux heures après la version et l'extraction lors de la procidence du placenta.

Il y a eu 4 cas de mort chez les primipares et, également, 4 cas chez les multipares.

Pour cause d'aération et de réparation, l'asile a été fermé :

En 1870 du   9 juin au 21 juillet,
» 1871 » 29   »   » 28   »
» 1872 » 22 août » 16 septembre,
» 1873 »   5 juin » 25 juillet,
» 1874 » 21 mai »   7 juin,
» 1875 en août et septembre pour cause de réparations.

Comme l'asile avait été installé dans un édifice déjà prêt, on n'avait pas remarqué certains inconvénients qui se sont fait jour par la suite. Ainsi, par exemple, une odeur fétide et nauséabonde se répandait constamment dans la salle commune des malades. Malgré des réparations successives, la mauvaise odeur restait sans qu'on en pût découvrir la cause. Elle le fut enfin en 1875 : 20 voitures d'immondices furent extraites de dessous le plancher. Il semblerait que cet air empesté eût dû agir sensiblement sur les accouchées ; il n'en a rien été, attendu qu'aucune conséquence défavorable n'a été particulièrement remarquée.

Asile d'accouchement du quartier Rojdestvensky.

Il a été ouvert aux femmes enceintes le 1er août 1869. Depuis sa fondation, il est administré par M. Heppner, médecin-accoucheur. Cet asile occupe le rez-de-chausssée d'une vieille maison de pierre, appartenant à l'Etat. Au-dessous de son emplacement, il se trouve des caves ou celliers non habités. D'après le plan, la disposition de cet établisssement est la suivante : a) entrée par la cour ; A, antichambre ; B, cuisine ; C, watercloset ; D, corridor où il y a deux portes, dont l'une s'ouvre sur la chambre d'accouchement, E, et l'autre sur la salle commune, F. Ces deux dernières chambres sont en outre réunies par une porte particulière. Sur ce même corridor il y a encore deux autres portes, l'une donnant sur la chambre H, destinée aux objets de ménage, et l'autre sur l'appartement de la sage-femme, composé de deux chambres G et G.

Les opérations de l'asile sont résumées dans les chiffres suivants :

Année.	Primipares.	Multipares.	Total des accouchées.	Non mariées.	Mariées.	Accouchements prématurés.	Gémellaires.	Garçons.	Filles.	Morts-nés.	Mortes à l'asile.	Envoyées à l'hôpital.	Mortes à l'hôpital.	Issue inconnue.	Nombre de jours.	Moyenne du séjour.
1869	30	17	47	—	—	4	—	20	26	2	—	—	—	—	245	5,2
1870	58	97	155	—	—	16	4	83	76	12	2	1	—	1	660	4,0
1871	52	113	165	—	—	15	3	91	75	11	1	1	1	—	1,069	6,5
1872	55	112	167	—	—	8	2	90	79	10	1	1	—	—	1,088	6,5
1873	52	133	185	—	—	14	—	94	90	6	—	1	1	—	926	5
1874	37	112	149	—	—	9	1	75	75	9	—	—	—	—	1,005	6,7
1875	46	139	185	—	—	—	1	113	73	3	—	—	—	—	1,239	6,7
Total	330	723	1,055	836	219	66	11	566	494	53	4	4	2	1	6,232	5,9

En mettant au nombre des décès celui d'une femme dont l'issue de la maladie est restée inconnue, nous obtiendrons une proportion de mortalité égale à 0,66, avec une moyenne de séjour de 5,9 jours.

D'après les années, cette proportion se répartit ainsi qu'il suit:

En 1869 = 0   avec 5,2 jours de séjour moyen.

» 1870 = 1,9°/₀   »   4,0   »   »   »

» 1871 = 1,2   »   6,5   »   »   »

» 1872 = 0,6   »   6,5   »   »   »

» 1873 = 0,5   »   5   »   »   »

Il n'y a pas eu de décès dans les deux années restantes.

5 °/₀ des enfants sont mort-nés. Cette proportion se divise ainsi d'après les années :

1869 . . . 4,3°/₀

1870 . . . 7,5

1871 . . . 6,6

1872 . . . 5,9

1873 . . . 3,3

1874 . . . 6,0

1875 . . . 1,6

Il y a eu, en outre, 4 avortements.

315 enfants, non compris ceux de l'année 1875, ont été envoyés à l'Hospice des Enfants trouvés; ce chiffre représente 45 °/o des enfants naturels.

13 accouchements ont été terminés par les secours de l'art, et nommément: on a appliqué 6 fois le forceps, dont 4 fois lors de douleurs faibles, et deux lors de douleurs accompagnées de crampes; 4 enfants ont été extraits vivants, et 2 morts; les mères sont toutes restées bien portantes.

On a fait une fois la version et l'extraction lors de la procidence du placenta; le fœtus est né mort; la mère, tombée gravement malade, est morte à l'hôpital.

On a fait deux extractions, dont l'une lors de faibles douleurs, et dans ce cas la mère et l'enfant sont restés en bonne santé; l'autre a eu lieu après la mort de la mère, mort déterminée par une hémorrhagie lors de la procidence du placenta; l'enfant extrait était mort-né.

Enfin dans 4 cas d'adhérence du placenta, celui-ci a été détaché avec la main; toutes les accouchées sont restées bien portantes.

Aucun cas d'endémie n'a été observé dans cet asile.

D'après les mois, la mortalité des accouchées se répartit de la manière suivante:

Année 1871,	en	avril il en est mort	1
»	»	» mai	1
»	»	» décembre	1
Année 1872,	»	janvier	1
»	»	» juin	1
Année 1873,	»	janvier	1
»	»	» février	1

En outre une femme en couches est morte d'hémorrhagie pendant le travail.

Parmi les femmes mortes, il y avait 2 primipares et 5 multipares.

L'asile a été fermé, pour cause de réparations et d'aération, du 30 novembre au 6 décembre 1869; du 22 au 28 août 1872; du 18 au 23 décembre 1873, et du 12 mai au 2 juin 1874.

Asile d'accouchement du Vieux-Pétersbourg.

Il a été ouvert aux femmes en couches le 1ᵉʳ août 1869. Dans l'origine il a été administré par M. Heppner, médecin-accoucheur, mais le 6 novembre 1874 il a passé sous la direction de M. Brédow, également médecin-accoucheur. Jusqu'au 6 septembre 1874, cet asile s'est trouvé installé au rez-de-chaussée de la vieille maison de pierre du quartier du Vieux-Péters-bourg. D'après le plan № 1, la disposition des chambres était la suivante : A) chambre d'accouchement; B) salle commune des accouchées, avec indica-tion de la disposition des lits ; C) cuisine; D) chambre de la sage-femme ; F) corridor sombre menant du vestibule H à la chambre de la sage-femme; E) lieux d'aisance avec fosse creusée. Le local était en général clair et pro-pre ; une partie des fenêtres de la salle commune donnait sur un jardin.

Le 6 novembre 1874, cet asile a été transféré dans un nouvel édifice de l'Etat, qui venait d'être construit en pierre au quartier de Pétrovsky (subdivision du Vieux-Pétersbourg) où il est installé au 1ᵉʳ étage, et dont la disposition est la suivante : A) chambre d'accouchement; B) salle commune avec indication de la place des lits ; C) cuisine, où se trouve aussi le bain ; D) corridor ; E) chambre de la sage-femme. Il n'y a pas de lieux d'aisan-ces particuliers, mais on a construit dans la chambre d'accouchement, ainsi que dans la salle commune des malades, des luftclosets avec de bons tuyaux de dégagement.

Les opérations de l'asile sont résumées par les chiffres suivants :

Années.	Primipares.	Multipares.	Total des accou-chées.	Non mariées.	Mariées.	Accouchements prématurés.	Gémellaires.	Garçons.	Filles.	Morts-nés.	Mortes à l'asile.	Envoyées à l'hôpi-tal.	Mortes à l'hôpital.	Issue inconnue.	Total des jours de séjour.	Moyenne du séjour.
1869	16	34	50	32	18	1	—	27	23	3	1	—	—	—	222	4,4
1870	52	108	160	98	62	12	3	76	87	13	—	1	—	—	864	5,4
1871	45	103	148	81	67	10	—	77	71	7	1	3	3	—	960	5
1872	38	104	142	79	63	6	1	65	78	5	2	3	3	—	895	6,3
1873	35	118	153	94	59	6	4	79	78	3	—	1	1	—	895	5,8
1874	29	72	101	56	45	6	4	50	55	4	—	1	1	—	673	6,7
1875	22	60	82	53	29	3	2	45	39	4	—	2	1	—	643	7,8
Total	237	599	836	493	343	44	14	419	431	39	4	11	9	—	5,152	6,2

On voit par ce tableau que la proportion de mortalité parmi les accou-chées, depuis la fondation de l'hospice, est égale à 1,5 °/o, avec une moyenne de séjour de 6,2 jours.

Cette proportion se répartit de la manière suivante d'après les années :

```
En 1869 = 2,0 %  avec 4,4 jours de séjour moyen
 »  1870 = 0,0    »   5,4   »              »
 »  1871 = 2,7    »   6,6   »              »
 »  1872 = 3,5    »   6,3   »              »
 »  1873 = 0,6    »   5,8   »              »
 »  1874 = 1,0    »   6,7   »              »
 »  1875 = 1,2    »   7,8   »              »
```

Les enfants mort-nés forment pour tout ce temps les 4,5% des naissances, chiffre qui, d'après les années, se répartit ainsi :

```
Année 1869 . . . 6,0 %
  »   1870 . . . 7,9
  »   1871 . . . 4,7
  »   1872 . . . 3,5
  »   1873 . . . 1,9
  »   1874 . . . 3,8
  »   1875 . . . 4,9
```

Jusqu'à l'année 1875, 279 enfants avaient été envoyés à l'Hospice des Enfants trouvés; ce chiffre représente conséquemment 63,4 % des enfants naturels.

Les secours de l'art ont terminé 13 accouchements, à savoir : on a employé 7 fois le forceps, lors de douleurs faibles, et 2 fois lors du rétrécissement du bassin ; dans ces cas 5 des accouchées se sont rétablies et 2 sont mortes.

On a opéré une fois la version podalique, lors de la position transversale ; l'accouchée est restée bien portante. On a aussi opéré une fois l'extraction ; dans ce cas l'accouchée n'a que peu souffert et s'est promptement rétablie.

Enfin on a dû décoller 4 fois le placenta lors de son adhérence ; dans ces circonstances, trois des accouchées sont promptement revenues à la santé ; la quatrième est morte.

Il y a eu deux cas d'endémie dans cet hospice. Au mois de février 1871, sont mortes successivement deux femmes ayant accouché, l'une le 3, l'autre le 6 de ce mois ; après quoi l'hospice a été fermé du 10 février au 2 mars.

Ensuite, au mois d'avril 1872, il est mort successivement deux femmes qui avaient accouché le 7 et le 12 dudit mois ; à la suite de ces décès, l'établissement a été fermé du 15 au 24 avril. Comme la première femme qui est venue y accoucher après sa réouverture est tombée gravement malade et est morte à l'hôpital, il a été fermé de nouveau jusqu'au 5 mai. Depuis cette époque, l'état sanitaire de cet asile a toujours été satisfaisant.

En outre les opérations y ont été suspendues du 6 septembre au 6 novembre 1874, en raison de sa translation dans un nouveau local.

La mortalité parmi les accouchées se répartit ainsi selon les mois :

Année	1869,	en	novembre	1
»	1870	»	décembre	1
»	1871,	»	février	2
»	»	»	octobre	1
»	1872,	»	mars	1
»	»	»	avril	3
»	»	»	septembre	1
»	1873,	»	septembre	1
»	1874,	»	juin	1
»	1875,	»	novembre	1

Dans le nombre des femmes mortes, il y avait 8 primipares et 5 multipares.

Asile d'accouchement du quartier de Vassili-Ostrow.

Cet asile a été ouvert aux femmes en couches le 1ᵉʳ août 1869. Il a toujours été et est encore sous la direction de M. Masman, médecin accoucheur. Il est installé au 2ᵉ étage d'une maison de pierre dépendant de l'édifice public du quartier en question. D'après le plan, la disposition en est la suivante: *a)* entrée sur l'escalier; *A)* antichambre; *B)* cuisine, *C)* chambre de la sage-femme; *D)* watercloset; *E)* chambre d'accouchement; *F)* salle commune des accouchées avec indication de la place des lits. L'édifice où l'asile est installé est si vieux qu'à l'un des angles de la salle commune il s'était formé des crevasses par où pénétrait l'air extérieur. Cette salle, n'ayant qu'une fenêtre, ne reçoit que fort peu de lumière. La ventilation en est d'ailleurs très-défectueuse, aussi bien que celle de la chambre d'accouchement. Au-dessous de l'asile se trouve un emplacement non habité, par suite de quoi l'air souffle constamment de dessous le plancher.

Les chiffres suivants indiquent les opérations de cet établissement :

Années.	Primipares.	Multipares.	Total des accouchées.	Non mariées.	Mariées.	Accouchements prématurés.	Gémellaires.	Garçons.	Filles.	Morts-nés.	Mortes à l'asile.	Envoyées à l'hôpital.	Mortes à l'hôpital.	Issue inconnue.	Nombre total de jours.	Durée moyenne du séjour.
1869	24	43	67	46	21	2	1	35	33	4	—	—	—	—	361	5,4
1870	60	109	169	106	63	19	6	83	92	13	3	1	—	—	734	4,3
1871	60	137	197	130	67	29	2	103	96	11	—	2	1	—	769	3,8
1872	47	129	176	107	69	29	1	76	101	7	—	2	2	—	644	3,6
1873	57	135	192	125	67	36	5	102	95	16	—	2	1	—	709	3,7
1874	49	115	164	109	55	21	4	78	90	8	—	1	—	—	683	4,2
1875	43	128	171	101	70	21	10	109	72	3	—	2	—	—	838	4,9
Total	340	796	1,136	724	412	157	29	586	579	62	3	10	4	—	4,738	4,2

La proportion de mortalité pour tout le temps se trouve être de 0,61 % et la moyenne du séjour de 4,2 jours.

La proportion ci-dessus se divise ainsi d'après les années :

En 1869 = 0   avec 5,4 jours de séjour moyen
 » 1870 = 1,8 %   »   4,3   »   »   »
 » 1871 = 0,77   »   3,8   »   »   »
 » 1872 = 1,1   »   3,6   »   »   »
 » 1873 = 0,5   »   3,7   »   »   »
 » 1874 = 0,   »   4,2   »   »   »
 » 1875 = 0,   »   4,9   »   »   »

Les enfants mort-nés forment 5,3 % du total des naissances.
Cette proportion se répartit ainsi qu'il suit d'après les années :

En 1869 . . 5,9 %
 » 1870 . . 7,4
 » 1871 . . 5,5
 » 1872 . . 3,9
 » 1873 . . 8,1
 » 1874 . . 4,8
 » 1875 . . 1,6

Les accouchements ont été terminés par le secours de l'art dans les cas suivants :

Le forceps a été appliqué dix-neuf fois lors de douleurs faibles, et dans ce nombre cinq fois en raison du rétrécissement du bassin et une fois après des incisions préalables au col de l'utérus. Deux fois — lorsque les douleurs étaient spasmodiques, et dans l'un de ces cas il y a eu rétrécissement du bassin, dans l'autre chute du cordon ombilical. Douze accouchées ont légèrement souffert et se sont toutes rétablies ; les autres n'avaient pas eu d'indisposition.

La version podalique a été opérée neuf fois : 4 fois quand le fœtus occupait la position transversale, et, dans un de ces cas, l'accouchement ayant été gémellaire, le forceps a été appliqué sur la tête retenue encore dans les parties ; — 2 fois lors de la procidence du placenta, une fois lors de la chute du cordon du second enfant ; une fois lors du rétrécissement du bassin, et, dans ce cas, le forceps a été appliqué sur la tête retenue encore dans les parties ; une fois lors de la rupture de l'utérus. Parmi les accouchées quatre sont restées bien portantes, deux ont légèrement souffert et se sont rétablies ; les trois autres, gravement atteintes, sont mortes toutes trois.

Le décollement et l'extraction du placenta adhérent ont eu lieu quatre fois. Deux accouchées n'en ont pas été indisposées ; les deux autres ont été quelque peu malades, mais se sont rétablies.

Trois extractions complètes ont été opérées : lors d'une éclampsie, lors de la position du siége prise par le fœtus, et par suite de la faiblesse des douleurs — accouchées bien portantes ; et lors de la procidence transversale du placenta, — la mère est morte d'une endométrite septique compliquée de péritonite. L'extraction de la tête a été aussi faite une fois ; la mère n'a pas été malade.

L'endémie ne s'est pas déclarée dans cet asile. Les cas de maladie ayant déterminé la mort ont tous été isolés. D'après les années et les mois, ces cas se répartissent de la manière suivante :

Année 1870 en janvier 1
» » » mars 1
» » » avril 1
» 1871 » juillet 1
» 1872 » février 1
» » » juin 1
» 1873 » juin 1

Parmi les accouchées décédées il y avait 5 multipares et 2 primipares.

Une femme est morte immédiatement après l'accouchement, par suite de la rupture spontanée de l'utérus, rupture qui a déterminé la version et l'extraction.

L'asile a été fermé pour cause d'aération et de réparations du 28 juillet au 6 août 1871 ; du 7 au 15 juillet et du 16 au 22 décembre 1872, et enfin du 5 au 15 mai 1874.

Asile d'accouchement du quartier de Moscou.

Il a été ouvert aux femmes enceintes le 5 décembre 1869, et se trouve sous la direction de M. Ianpolsky, médecin-accoucheur. Cet asile est installé au rez-de-chaussée (1ᵉʳ étage) de l'édifice public du quartier du Moscou. L'entrée en est dans la cour (a).

Selon le plan, la disposition des chambres en est la suivante : A, antichambre partagée par une cloison ; C, cuisine ; B, chambre destinée aux objets de ménage ; D, chambre d'accouchement ; E, salle commune ; F et G, chambre de la sage-femme divisée en deux par une cloison.

Sous le rapport hygiénique, cet asile se trouve dans des conditions fort peu satisfaisantes : les chambres en sont petites et basses ; la cour est peu spacieuse, et presque à côté des fenêtres de la chambre d'accouchement se trouvent la fosse aux eaux sales et les lieux d'aisances.

Les opérations de l'asile sont indiquées par le tableau suivant :

Années.	Primipares.	Multipares.	Total des accouchées.	Non-mariées.	Mariées.	Accouchements prématurés.	Gémellaires	Garçons.	Filles.	Morts-nés.	Mortes à l'asile.	Envoyées à l'hôpital.	Mortes à l'hôpital.	Issue inconnue.	Nombre total des jours de séjour.	Moyenne du séjour.
1870	79	75	154	24	130	9	2	85	71	12	—	9	4	—	835	5,4
1871	77	94	171	113	58	14	2	100*)	70	11	—	2	—	—	1,006	5,9
1872	63	130	193	130	63	17	—	103	90	14	—	4	2	—	921	4,8
1873	56	126	182	127	55	7	1	105	78	7	1	5	2	—	942	5,2
1874	71	135	206	139	67	5	4	116**)	92	7	—	2	—	—	1,030	5
1875	50	132	182	120	62	10	5	88	99	9	—	4	1	—	1,025	5,6
Total	396	692	1,088	653	435	62	14	597	500	60	1	26	9	—	5,759	5,2

*) Trois avortements.
**) Deux avortements.

En conséquence, nous obtenons sous le rapport de la mortalité des accouchées, depuis l'ouverture de l'asile jusqu'au 1er janvier 1876, une proportion de 1 °/o, avec une moyenne de séjour égale à 5,2.

D'après les années cette proportion est ainsi répartie :

En 1870   2,6 °/o avec 5,4 jours de séjour moyen.
› 1871   0,0   ›   5,9   ›   ›
› 1872   1,4   ›   4,8   ›   ›
› 1873   1,6   ›   5,2   ›   ›
› 1874   0,0   ›   5,0   ›   ›
› 1875   1,09   ›   5,6   ›   ›

La proportion des enfants mort-nés a été pour tout le temps de 5,5 °/o. Ce chiffre se répartit ainsi par années :

En 1870 . . . . . . 7,7 °/o
› 1871 6,5
› 1872 7,3
› 1873 3,8
› 1874 3,4
› 1875 4,8

Il y a eu, en outre, 5 avortements.

Les enfants envoyés à l'Hospice des Enfants trouvés ont été au nombre de 452, chiffre qui représente 85,2 °/o du total des enfants illégitimes.

L'accouchement a été terminé par les secours de l'art dans 15 cas, à savoir : On a appliqué 11 fois le forceps par suite de la faiblesse des douleurs, et parmi ces cas il y a eu 4 fois rétrécissement du bassin et 2 fois éclampsie. Dix des accouchées sont restées bien portantes ; la onzième est tombée malade, mais s'est promptement rétablie. Trois enfants sont morts, tous les autres sont restés vivants.

On a opéré une fois le décollement et l'extraction du placenta, par suite de son adhérence. L'accouchée étant tombée gravement malade, est morte à l'hôpital.

On a fait deux extractions complètes lors de la position de siége. Un des enfants est resté vivant, l'autre a été extrait déjà mort. Les deux mères sont restées bien portantes.

On a opéré une fois la version et l'extraction lors de la rupture spontanée de l'utérus ; l'enfant était mort. La mère a décédé 12 heures après l'accouchement.

Il n'y a pas eu de cas d'endémie à l'asile. La mortalité par suite de couches est répartie de la manière suivante, d'après les années et les mois :

Année 1870 en février 2
  » » » avril 1
  » » » juin 1
  » 1872 » février 2
  » 1873 » février 1
  » » » mars 1
  » 1874 » mars 1
  » 1875 » mars 1

Parmi les accouchées mortes, il y avait 5 primipares et 5 multipares.

Un cas de mort d'une accouchée a été déterminé par la rupture de l'utérus, rupture suivie de la version et de l'extraction d'un fœtus mort.

Pour cause de réparations, l'asile a été fermé du 23 mars au 16 avril 1873.

Asile d'accouchement du faubourg d'Okhta.

Les femmes enceintes ont été admises dans cet établissement à partir du 5 mai 1870. Il a été, dans l'origine, administré par le médecin Nikitine, puis il a passé sous la direction de M. Emalinovitch, médecin accoucheur. Il est installé dans une maison de pierre au 2${}^{\text{me}}$ étage, où il occupe un logement vaste et somptueux. D'après le plan, la disposition en est la suivante : A, chambre d'accouchement avec bain ; B et C, salle commune des accouchées, avec indication de la place des lits ; F, chambre de réception ; E et D, antichambre ; H, cuisine avec chaudière et bac pour amener l'eau à la baignoire ; K, escalier de parade avec perron sur la rue ; L, corridor avec deux escaliers de service.

La cour est propre et suffisamment grande.

Les opérations de cet asile sont représentées par les chiffres suivants:

Années.	Primipares.	Multipares.	Total des accouchées.	Non-mariées.	Mariées.	Accouchements prématurés.	Gémellaires.	Garçons.	Filles.	Morts-nés.	Mortes à l'asile.	Envoyées à l'hôpital.	Mortes à l'hôpital.	Issue inconnue.	Total des jours de séjour.	Moyenne du séjour.
1870	20	40	60	35	25	4	1	38	23	4	—	2	—	2	232	3,9
1871	50	75	125	70	55	4	3	73	55	10	—	4	1	2	714	5,7
1872	63	86	149	90	59	5	4	82	71	11	3	1	1	—	923	6,1
1873	58	79	137	80	57	4	11	76	72	11	—	—	—	—	671	4,9
1874	62	100	162*)	94	68	2	3	80	85	10	—	—	—	—	816	5,03
1875	34	108	142	92	50	3	3	80	65	9	1	—	—	—	836	5,9
Total.	287	488	775	461	314	22	25	429	371	55	4	7	2	4	4,192	5,4

En comptant au nombre des décès celui d'une accouchée dont l'issue de la maladie est restée inconnue, nous obtiendrons, pour tout le temps, une proportion de mortalité s'élevant à 1,3 %, avec une moyenne de présence à l'hospice égale à 5,4 jours.

Cette proportion est ainsi répartie par années :

En 1870 3,3 % avec 3,8 jours de séjour moyen.
» 1871 2,4   » 5,7   »   »
» 1872 2,7   » 6,1   »   »
» 1873 0,0   » 4,9   »   »
» 1874 0,0   » 5,03   »   »
» 1875 0,7   » 5,9   »   »

Dans le même temps la proportion des enfants mort-nés a été de 7 %, répartie ainsi d'après les années :

En 1870 . . . . . . 6,5 %
» 1871 8
» 1872 7,2
» 1873 8
» 1874 6,2
» 1875 6,2

---

*) Un avortement.

Les secours de l'art ont aidé à terminer 43 accouchements, savoir : On a appliqué 17 fois le forceps lors de douleurs faibles ou accompagnées de crampes, et dans ces cas il s'est rencontré trois bassins étroits. Deux des accouchées sont mortes, toutes les autres sont restées en bonne santé.

On a opéré 15 versions, dont 14 lors de la position transversale du fœtus, et la 15me lors de la procidence du placenta. La dernière accouchée est morte une demi-heure avant la délivrance ; les autres sont restées bien portantes.

On a fait deux extractions complètes, déterminées par la position du siége du fœtus. Il n'y a pas eu, dans ces deux cas, de mauvaises suites pour les accouchées.

L'extraction du délivre a eu lieu neuf fois, soit lors de son adhérence, soit lorsqu'il était retenu par des crampes. Il n'y a pas eu, dans ces cas, de suites fâcheuses pour les accouchées.

Il y a eu un cas d'endémie dans cet asile. Deux femmes y ayant accouché le 2 et le 6 novembre 1871, sont tombées gravement malades. Elles ont été envoyées à la Clinique, où l'une est morte ; l'issue de la maladie de l'autre est restée inconnue. L'asile a été aéré pendant trois jours, après quoi les opérations sont redevenues favorables.

Les cas de mort par suite de couches se répartissent, selon les années et les mois, de la manière suivante :

En 1870, en mai, 1
» » » septembre. 1
» 1871, » mars, 1
» » » novembre 2
» 1872, » mars, 1
» » » avril, 1
» » » juillet 1
» » » septembre 1
» 1875, » février 1

Au nombre des accouchées mortes se trouvaient 4 primipares et 6 multipares

L'asile n'a jamais été fermé que pour l'aération et cela pendant un temps très-court.

On a envoyé à l'Hospice des Enfants trouvés 190 enfants, soit 51 °/o des naissances illégitimes.

Asile d'accouchement de Iamskaïa.

Il a été ouvert aux femmes enceintes le 16 octobre 1871, et il est administré par M. Seidler. médecin accoucheur. Cet asile est installé dans un logement loué à cet effet, au second et dernier étage d'une vieille maison de pierre.

L'entrée est par la cour (a). La distribution des chambres est la suivante d'après le plan : A) antichambre ; B) chambre d'accouchement ; C) salle commune avec indication de l'ordre des lits ; D) chambre de la sage-femme ; E) chambre destinée aux effets de ménage, et F) cuisine. I) lieux d'aisances en fort mauvais état.

L'intérieur de l'asile frappe par son aspect malpropre : l'escalier est sombre ; il y a deux cours, dont l'une dépend de la maison voisine, qui, à ce qu'il paraît, sont nettoyées fort rarement ; les lieux d'aisances, installés sur l'escalier, sont construits avec fosse d'après l'ancien système.

Les opérations de cet asile sont résumées par les chiffres suivants :

Années.	Primipares.	Multipares.	Total des accouchées.	Non-mariées.	Mariées.	Accouchements prématurés.	Gémellaires.	Garçons.	Filles.	Morts-nés.	Mortes à l'asile.	Envoyées à l'hôpital.	Mortes à l'hôpital.	Issue inconnue.	Total des jours de séjour.	Moyenne du séjour.
1871	6	21	27	15	12	2	1	16	12	1	—	—	—	—	149	5,5
1872	43	99	142	74	68	11	1	74	69	10	2	1	1	—	745	5,2
1873	28	91	119	58	61	2	2	68	53	6	—	4	2	2	654	5,5
1874	44	90	134	88	46	2	2	62	74	4	2	—	—	—	633	4,7
1875	38	112	150	82	68	6	4	88	66	7	—	2	—	—	814	5,4
Total.	159	413	572	317	255	23	10	308	274	28	4	7	3	2	2,995	5,2

En comptant comme morte l'une des femmes dont l'issue de la maladie est restée inconnue, la proportion de mortalité des accouchées sera, pour tout le temps, de 1,5 °/o, et la moyenne du séjour à l'asile de 5,2 jours.

D'après les années, cette proportion se répartit de la manière suivante :

<pre>
     En 1871   0   avec 5,5 jours de séjour moyen
      » 1872 2,1 °/o   »   5,2   »   »   »
      » 1873 3,4   »   5,5   »   »   »
      » 1874 0,7   »   4,7   »   »   »
      » 1875   0   »   5,4   »   »   »
</pre>

La proportion des enfants mort-nés a été de 4,8 %, proportion qui, d'après les années, se répartit ainsi:

$$
\begin{array}{lll}
\text{En } 1871 & . \quad . & 3,6\ \% \\
\text{» } 1872 & . \quad . & 6,9 \\
\text{» } 1873 & . \quad . & 4,9 \\
\text{» } 1874 & . \quad . & 2,9 \\
\text{» } 1875 & . \quad . & 4,5
\end{array}
$$

99 enfants, ou 42,1 % des enfants naturels, ont été envoyés à l'hospice des Enfants trouvés.

Les secours de l'art ont servi à terminer 24 accouchements, nommément: Le forceps a été appliqué 18 fois par suite de la faiblesse des douleurs, et dans ce nombre, il s'est rencontré 5 cas de bassins étroits; dans un 6e cas, outre le rétrécissement du bassin il y a eu des douleurs spasmodiques. Deux des accouchées ont souffert de colpite-diphthérite ; à l'une de ces dernières on avait fait des incisions au col de l'utérus avant l'application du forceps. Ces deux accouchées ayant été congédiées sur leurs instantes demandes, sont retournées chez elles, où elles ont guéri. L'une enfin a été envoyée à l'hôpital, où elle s'est rétablie. Quant aux 13 autres elles étaient restées bien portantes. Sept enfants sont nés morts, les autres vivants.

On a exécuté trois fois la version podalique ; dans l'un de ces cas, lors de la procidence du placenta et dans les deux autres, lors de la position transversale du fœtus. Dans le premier cas, l'accouchée ayant été atteinte d'endométrite diphthérite, a été envoyée à l'hopital ; l'issue de sa maladie est restée inconnue. Des deux autres femmes, l'une est restée vivante, l'autre est morte. Deux enfants étaient morts, le troisième vivant.

On a opéré deux fois le décollement et l'extraction du placenta, et, dans ces occasions, il n'en est résulté aucune mauvaise conséquence pour les accouchées.

On a exécuté une fois la perforation et la céphalotripsie. L'accbouchée est tombée légèrement malade, mais s'est trouvée complètement rétablie au bout de 20 jours.

Il n'y a pas eu de cas d'endémie dans cet asile. Les cas de mort qui ont été la conséquence de l'accouchement sont, d'après les années et les mois, répartis de la manière suivante:

$$
\begin{array}{llll}
\text{Année } 1872, \text{ en juin} & & & 1 \\
\text{»} \quad \text{»} \quad \text{» septembre} & & & 1 \\
\text{»} \quad \text{»} \quad \text{» décembre} & & & 1
\end{array}
$$

Année 1873, » » mars 1
» » » avril 1
» » » octobre 1
» » » décembre 1
» 1874, » mars 1
» » » juin 1

Le nombre des accouchées mortes se compose de 3 primipares et de 6 multipares.

Pour cause d'aération et de réparations, l'asile a été fermé, en 1872, du 10 au 19 décembre; en 1873 du 9 au 29 juillet, et en 1874, du 17 au 29 juillet.

Asile d'accouchement du quartier Souvorow.

Les femmes enceintes ont été admises dans cet asile à partir du 5 décembre 1872. Il est administré par l'accoucheur Lindess et se trouve installé dans une maison de pierre à deux étages, dont il occupe le premier. L'entrée en est dans la cour.

D'après le plan, la disposition des chambres se trouve être la suivante: *A*) antichambre avec entrée de parade (*a*) sur l'escalier (*c*); *B*) chambre de la sage-femme; *C*) salle commune des malades avec indication de la place des lits; *D*) chambre d'accouchement; *F*) autre chambre de la sage-femme; *E*) cuisine; *H*) lieux d'aisances avec fosse.

Le tableau suivant indique la mesure d'action de cet asile:

Années.	Primipares.	Multipares.	Total des accouchées.	Non-mariées.	Mariées.	Accouchements prématurés.	Gémellaires.	Garçons.	Filles.	Morts-nés.	Mortes à l'asile.	Envoyées à l'hôpital.	Mortes à l'hôpital.	Issue inconnue.	Total des jours de séjour.	Moyenne du séjour.
1872	11	20	31	22	9	–	–	13	18	1	–	2	–	2	196	6,3
1873	60	107	167	117	50	3	3	80	90	3	–	2	1	–	873	5,2
1874	41	124	165	108	57	1	5	90	80	1	2	4	–	–	784	4,7
1875	42	116	158	94	64	10	2	72	88	6	–	7*)	2	–	776	4,9
Total.	154	367	521	341	180	14	10	255	276	11	2	15	3	2	2,629	5,05

*) L'une était atteinte de syphilis

En comptant comme morte une des accouchées dont l'issue de la maladie est restée inconnue, nous obtiendrons, pour tout le temps écoulé, une proportion moyenne de mortalité des accouchées égale à 1,3 %, avec une moyenne de séjour de 5,05 jours.

Par rapport aux années, cette proportion se divise ainsi :

En 1872, 6, 4 % avec 6,4 jours de séjour moyen
» 1873, 0,59 » 5,2 » » »
» 1874, 1, 2 » 4,9 » » »
» 1875, 1, 3 » 4;7 » » »

Le nombre des enfants mort-nés représente 2,07 % des naissances.

D'après les années et les mois, cette proportion se répartit ainsi qu'il suit :

En 1872 . . 3,2 %
» 1873 . . 1,8
» 1874 . . 0,6
» 1875 . . 3,7

On a envoyé à l'hospice des Enfants trouvés 136 enfants, chiffre qui représente 52,9 % du nombre total des naissances illégitimes.

Les accouchements ont été terminés 28 fois par les secours de l'art, savoir: on a appliqué 17 fois le forceps, par suite de la faiblesse des douleurs, et, dans ce cas, deux fois lors du rétrécissement du bassin et une fois lors de la chute du cordon ombilical. Après cette opération, 14 accouchées sont restées bien portantes, et trois, étant tombées gravement malades, ont été envoyées à l'hôpital, où l'une s'est rétablie, tandis que les deux autres y sont mortes.

On a fait quatre fois la version podalique, lors de la position transversale du fœtus. Trois des accouchées ont été bien vite rétablies; la quatrième est morte.

On a fait cinq extractions complètes, dont aucune n'a eu de suites graves pour l'accouchée.

On a opéré une fois l'extraction de la tête d'après le système de Sméli. L'accouchée est restée bien portante.

Enfin on a opéré le décollement d'un placenta adhérent. L'accouchée n'a pas souffert des suites de cette opération.

Il y a eu dans cet asile un cas d'endémie au mois d'octobre 1875 : — deux accouchées étant tombées successivement malades, y sont mortes coup sur coup.

La répartition des cas de mort, d'après les années et les mois, est la suivante :

Année 1872 en octobre 1
» » » novembre 1
» 1873 » août 1
» 1874 » février 1
» » » décembre 1
» 1875 » octobre 2

Parmi les accouchées mortes il y avait 2 primipares et 5 multipares.

L'asile a été fermé, pour cause de réparations, du 25 juin au 11 juillet 1874 ; il l'a encore été, pour la même raison, pendant trois semaines au mois d'août 1875, puis, pour le même temps, par suite d'endémie, au mois d'octobre de la même année.

De cet aperçu de l'activité de l'asile il résulte :

1° Que la mortalité des malades aux asiles (bien qu'elle diffère quelque peu chaque année), la plus grande mortalité même (1870, 1,1 °/o), est moindre que celle des meilleures années dans toutes les grandes Maternités.

2° Que malgré les conditions hygiéniques bien variées relativement au local, le pour-cent de la mortalité de tous les asiles diffère comparativement très-peu ; ce qui encore est très-remarquable, c'est qu'un moindre ou plus grand pour-cent de mortalité ne correspond point aux meilleures ou bonnes conditions hygiéniques du local, ce dont on peut se convaincre par la table suivante :

l'asile Vassilievsky de 1,136 accouchées — mortes 7 (0,61 °/o)
» Rojdestvensky » 1,053 » » 7 (0,66)
» Kolomensky » 1,119 » » 8 (0,71)

(où jusqu'à 1876 se trouvaient sous le plancher une quantité d'excréments)

l'asile Moskovsky de 1,088 accouchées — mortes 10 (1,0 °/o)

(l'asile le moins bien partagé comme conditions hygiéniques)

l'asile Naryschkine de 560 accouchées — mortes 6 (1,0 °/o)
» Tulew » 248 » » 3 (1,2)
» Ochtensky » 775 » » 10 (1,3)
(le meilleur local)
» Souvorow » 521 » » 7 (1,3)
» Iamskoy » 572 » » 9 (1,5)
» du Vieux-Pétersbourg 839 » 11 (1,5)

BIBLIOTHÈQUE NATIONALE — R.F. — IMPRIMÉS

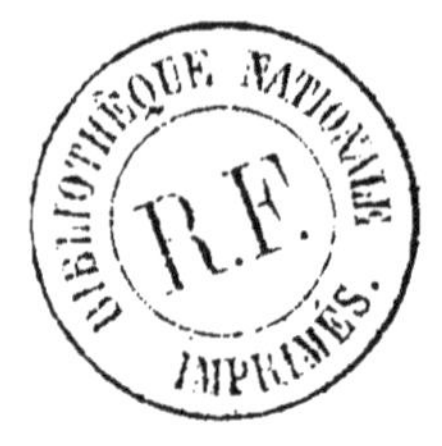

DEUXIÈME PARTIE.

MALADIES PUERPÉRALES.

La comparaison établie depuis longtemps déjà par Junker et Cruveilhier, entre une accouchée et un blessé, a été pleinement confirmée, ces derniers temps, par la majorité des auteurs modernes en l'art d'obstétrique. En effet, la surface interne de la matrice dépouillée de l'épithélium après les couches, les déchirures et les lésions des parties molles des organes génitaux, les formes morbides identiques observées chez une accouchée et chez un blessé, confirment la justesse de cette comparaison. Nonobstant, en étudiant une femme accouchée bien portante, il faut reconnaître avec Hervieux et plusieurs autres autorités que l'état des suites de couches doit avoir son cours physiologique normal, et effectivement, dans certaines localités et en présence de conditions favorables, cet état n'est pas suivi de maladies puerpérales.

De prime abord, cette dernière opinion paraît contredire la première, mais, en l'approfondissant, on ne tarde pas à se convaincre de la vérité de l'assertion susmentionnée, car les incisions faites par l'instrument tranchant du chirurgien se cicatrisent d'elles-mêmes quand l'organisme reste dans des conditions normales et les phénomènes morbides ne se produisent que rarement, ce qui est constaté par les chirurgiens pratiquant parmi les populations des campagnes (Pirogoff).

L'état physiologique de chaque individu dans les conditions ordinaires de la vie présente un type connu et déterminé. La circulation du sang et la respiration s'accomplissent avec une vitesse connue, la température du corps a ses limites d'oscillation. Lorsqu'il y a traumatisme le phénomène morbide dépend de la présence dans le sang de matières pyrogéniques, qui produisent l'inflammation des organes atteints et de ceux qui en dépendent; la fièvre se déclare avec des variations typiques de température, une accélération marquée du pouls; souvent elle survient sans inflammation franchement déclarée et quelquefois précède l'inflammation.

Dans certains cas, ces matières pyrogéniques se présentent sous la forme du virus septique apporté de l'extérieur sur la surface de la plaie ou produit par l'organisme lui-même. La plus ou moins grande quantité de ce virus détermine le degré de la maladie: le tempérament propre à chaque individu et des causes encore inexpliquées en déterminent la forme. Une fièvre d'un type particulier accompagne toujours cette infection. On rencontre, rarement, il est vrai, des cas de septicémie très-aiguë, suivant leur cours jusqu'à la mort sans élévation de température ou même avec son abaissement, mais ces cas exceptionnels portent une empreinte si caractérisée qu'il suffit de regarder le patient pour se convaincre du degré d'intoxication dont il est atteint et de l'inévitable issue fatale de la maladie.

En appliquant ce qui a été dit plus haut aux accouchées, il semble qu'il n'y a pas lieu d'admettre pour l'état physiologique qui succède aux couches un écart de température plus étendu que dans l'état normal, comme le font plusieurs auteurs tels que: Winkel, Schrœder, Grünwaldt, Soutouguine et autres, d'autant plus qu'il ne viendra à l'idée de personne de dire d'un blessé qu'il est bien portant lorsqu'il a une température élevée; d'autre part nous voyons des accouchées n'accusant aucune élévation de température et se trouvant dans des conditions de marche normale de la période des suites de couches telles, qu'il n'existe aucune raison pour cette élévation, vu que la circulation du sang est ralentie et dans la grande majorité des cas elles jouissent les premiers jours d'un repos absolu, dû à leur position horizontale.

Si l'on prend en considération que toutes les maladies puerpérales, qui souvent se produisent sous les formes les plus variées, sont le produit du même agent toxique, il paraît logique d'expliquer le degré d'intensité de la maladie par la quantité de virus introduit dans l'organisme et par la faculté de ce dernier de réagir contre cet agent destructeur. Il s'ensuit qu'il est impossible de séparer les formes morbides traumatiques des formes septiques — ces expressions indiquant toutes deux le degré de l'infection. La fièvre traumatique n'est pas autre chose qu'une septicémie à un faible degré, et comme l'état de l'accouchée est un état physiologique, toute élévation de température au-dessus de la limite normale (36,8° — 37,5°) indique une infection septique de l'organisme.

Conformément à ce qui a été dit plus haut, nous adopterons pour la classification des accouchées les catégories suivantes:

1) *Cas d'accouchements à issues parfaitement normales:* celles dont la température oscille dans les limites physiologiques et dont l'extérieur, le pouls et toutes les fonctions de l'organisme restèrent dans les conditions normales.

2) *Cas d'accouchements suivis de fièvre:* celles qui, selon toute apparence, subirent l'influence d'une dose insignifiante de la substance pyrogénique et par suite une élévation de température même considérable pendant un jour, ou insignifiante pendant deux jours, sans localisation de la maladie.

3) *Cas d'accouchements suivis de maladies bénignes:* celles dont la fièvre n'a pas duré plus de 9 jours, n'eut pas un cours particulièrement agité et dont le procès inflammatoire local n'eut pas d'intensité; nous rangeons dans cette catégorie les endométrites catarrhales, les paramétrites, les périmétrites, les colpites et les ulcères puerpéraux, après lesquels les malades se rétablirent promptement.

4) *Cas d'accouchements suivis de maladies graves:* celles chez lesquelles l'inflammation fut très intense et accompagnée d'une fièvre agitée et persistante, où le tableau clinique de l'infection septique aiguë ou chronique se dessine nettement. C'est dans cette catégorie que nous rangeons les endométrites putrides, les diphthérites, la gangrène, les péritonites en général, les lymphangites, les métrophlébites, l'ichorrémie et les septicémies.

Tableau № 1.

Total des accouchements.	En bonne santé.	%	Malades.	%	Accouchements suivis de fièvre.	%	Accouchées légèrement malades.	%	Accouchées gravement malades.	%	% des maladies de forme légère et grave.	Transportées à l'hôpital.	Total général des morts.	%	Décès à la suite de maladies puerpérales à l'asile.	Décès à la suite de maladies puerpérales à l'hôpital.	o/o
808	420	51,9	388	48	178	22	190	23,5	20	2,4	25,9	12	13	1,6	2	7	1,11

Conformément à l'opinion sur les maladies puerpérales exprimée plus haut, les accouchements suivis de fièvre ont été rangés au nombre des maladies, et figurent dans le tableau sous une rubrique spéciale. Dans les autres tableaux, les femmes dont les couches ont été suivies de fièvre seront mises au nombre des sujets en bonne santé, ainsi que cela se pratique dans tous les rapports des autres institutions obstétricales où l'on ne fait aucune mention spéciale des couches à issues fébriles. Nous pouvons affirmer en connaissance de cause que dans la majorité des cas les accouchées figurant sous la rubrique «suivis de fièvre» n'ont eu une élévation de température que d'un jour, rarement de deux, et dans ce cas la fièvre était insignifiante et l'état de la femme n'a accusé aucun changement morbide local, du moins aucun de ceux qui peuvent être constatés par nos moyens d'exploration. La Maternité de l'hospice des enfants trouvés ne donne pendant les années 1870 et 1871 qu'une proportion de 12,8 % pour les accouchements suivis de fièvre. Comparé au tableau ci-dessus, ce chiffre donne une différence qui s'explique par la manière d'apprécier les oscillations normales de la température chez les accouchées en bonne santé.

La rubrique «mortes à la suite de maladies puerpérales» enregistre 4 cas qui ne figurent pas dans le total général des décès, ce sont: *a*) cas de rupture de la matrice pendant un accouchement en la présentation du siége — la mort survint 4 heures après la délivrance. *b*) Placenta praevia — la mort causée par une anémie aiguë du cerveau survint une heure après l'accouchement. *c*) Etroitesse du bassin ayant nécessité l'opération césarienne à laquelle la malade n'a survécu que trois jours—l'historique de ces maladies sera exposé plus loin—et enfin *d*) cas de mort d'une accouchée qui avait été transportée à l'hôpital étant atteinte d'une légère paramétrite et ayant une forte élévation de la température: la mort survint 6 semaines après; l'autopsie constata les symptômes de la phthisie aiguë des poumons, mais aucun indice d'une maladie des suites de couches.

Formes des maladies puerpérales.

Avant de procéder à l'examen des formes des maladies puerpérales, nous tenons à constater que l'impression produite par ces maladies dans nos asiles est des plus favorables.

Nous étant occupé d'obstétrique dans les grandes cliniques de l'Europe et occupant aujourd'hui depuis plus de 4 années les fonctions d'accoucheur à l'Institut d'Obstétrique de cette ville, nous étions habitué à considérer chaque élévation de température comme un ennemi que souvent nous étions impuissant à combattre. C'est sous ces impressions que nous procédâmes au traitement des accouchées à l'asile, mais quelques mois suffirent pour nous convaincre que les différentes formes d'affections locales ne sont pas aussi redoutables qu'on le croit.

L'immense majorité des maladies des femmes admises dans les asiles sont de formes légères, le plus souvent très-légères. En observant la période des suites de couches, nous constatons que l'inflammation des organes sexuels débarrassés d'autres agents plus destructeurs n'exerce pas sur l'organisme une action aussi délétère que nous sommes habitués à le voir dans nos écoles et dans nos grandes institutions d'obstétrique. Dans les asiles on rencontre généralement assez souvent les formes simples des maladies puerpérales et, relativement, assez rarement les formes compliquées.

Dans chaque accouchement le vagin et surtout son entrée subissent une distension qui produit chez les multipares des meurtrissures et chez les primipares en outre des déchirures plus ou moins graves de la membrane muqueuse et des lésions dans les organes sexuels. En conséquence, la majorité des accouchées présente l'hypérémie et des phénomènes inflammatoires de la muqueuse du vagin et, à peu d'exceptions près, elles souffrent toutes de la colpite. Dans la majorité des cas, les colpites simples de la muqueuse n'ont causé ni élévation de la température ni aucun autre phénomène morbide dans nos asiles. Si l'inflammation du tissu cellulaire du vagin s'étendait et qu'il y eût des ulcères puerpéraux très étendus, il y avait ordinairement complication avec d'autres formes. Nous n'avons eu que deux cas de paracolpite primitive sans complication: dans le premier, la température s'est élevée le second jour et le maximum était de 39,3° le quatrième jour après les couches; la fièvre a duré cinq jours; l'inflammation du tissu cellulaire s'est bornée à l'endroit qui avoisinait la déchirure du vagin et a cessé totalement le 7° jour. Le second cas, très grave, trouvera place plus loin.

La forme de maladie la plus fréquente dans nos asiles est l'endométrite. Sur 210 malades, on en a observé 182 cas (86 °/o), 91 fois chez des primipares (un sur trois) et 91 fois chez des multipares (un sur sept). Il s'est présenté 97 cas de formes légères non compliquées, 54 °/o du total des endométrites, 40 chez des primipares et 57 chez des multipares.

Les cas suivants ont présenté de légères complications: Endoparacolpite et endocolpite, 24 cas compliqués d'ulcères puerpéraux; — 22 chez des primipares et 2 chez des multipares.

Endoparamétrite légère: 41 cas, dont 16 chez des primipares et 25 chez des multipares.

Endopérimétrite: 2 cas, l'un chez une primipare, l'autre chez une multipare.

Endoparamétrite et paracolpite: 4 cas chez des primipares.

Endométrite et oophorite: 1 cas chez une primipare.

Toutes ces malades se sont rétablies.

Formes graves: 13 cas:

Un cas d'endocolpite diphthéritique chez une femme accouchant pour la seconde fois — elle a succombé.

Un cas d'endométrite placentaire chez une femme accouchant pour la 10ᵉ fois — elle a quitté l'asile étant encore malade (voir plus bas). 11 cas d'endométrite compliquée.

Endométrite grave avec colpite compliquée d'infection septique: 2 cas chez des primipares, qui toutes deux se sont rétablies.

Endoparamétrite grave: 3 cas, dont 2 chez des multipares et un chez une primipare — toutes se sont rétablies.

Endoparamétrite grave avec colpite: un cas chez une primipare, qui s'est rétablie.

Endopérimétrite grave: un cas — primipare, guérie.

Endométrite métrolymphangite; arthroméningite; septicémie: deux cas— l'un chez une femme accouchant pour la cinquième fois, l'autre chez une primipare — toutes deux sont mortes.

Endo-péri-paramétrite: un cas chez une femme accouchant pour la troisième fois — morte.

Endométrite grave avec péritonite: un cas chez une primipare—morte.

Endométrite simple: a) chez des primipares:

	le 1ᵉʳ jour	le 2ᵐᵉ	le 3ᵐᵉ	le 4ᵐᵉ	le 6ᵐᵉ
après les couches	7 cas	9 c.	16 c.	7 c.	1 c.

La fièvre a duré de deux à sept jours; la moyenne des jours de fièvre donne 4,4 jours.

b) Chez des multipares:

le 1ᵉʳ jour	le 2ᵐᵉ	le 3ᵐᵉ	le 4ᵐᵉ	le 6ᵐᵉ
3 cas	18 c.	25 c.	10 c.	1 c.

La fièvre a duré de deux à quatorze jours, le nombre moyen des jours de fièvre est de 5,2 jours.

Endométrite avec complication de colpite: a) chez des primipares:

le 1ᵉʳ jour	le 2ᵐᵉ j.	le 3ᵐᵉ j.	le 4ᵐᵉ j.	le 5ᵐᵉ j.
4 cas	5 c.	9 c.	2 c.	1 c.

La fièvre a duré de trois à quatorze jours; la moyenne des jours de fièvre donne 5,2 jours.

b) Chez des multipares :

$$3^{me} \text{ jour} \qquad 5^{me} \text{ j.}$$
$$1 \text{ cas} \qquad 1 \text{ c.}$$

La fièvre a duré de·5 à 14 jours; le nombre moyen des jours de fièvre représente 9,5 jours.

Endométrite compliquée de paramétrite: *a*) chez des primipares.

$$\text{Le } 1^{er} \text{ jour} \qquad 2^{me} \text{ j.} \qquad 3^{me} \text{ j.} \qquad 4^{me} \text{ j.} \qquad 5^{me} \text{ j.}$$
$$1 \text{ cas} \qquad 5 \text{ c.} \qquad 6 \text{ c.} \qquad 2 \text{ c.} \qquad 2 \text{ c.}$$

La fièvre a duré de 4 à 14 jours; le nombre moyen des jours de fièvre égale 7,3 jours.

b) Chez des multipares :

$$\text{Le } 1^{er} \text{ jour,} \qquad 2^{me} \text{ j.} \quad 3^{me} \text{ j.} \quad 4^{me} \text{ j.} \quad 5^{me} \text{ j.} \quad 8^{me} \text{ j.}$$
$$2 \text{ cas} \qquad 9 \text{ c.} \quad 8 \text{ c.} \quad 3 \text{ c.} \quad 2 \text{ c.} \quad 1 \text{ c.}$$

La fièvre a duré de 2 à 11 jours; le chiffre moyen des jours de fièvre égale 5,5 jours.

Endopérimétrite : 2 cas, l'un chez une multipare, l'autre chez une primipare; chez cette dernière la maladie a commencé le second jour après les couches, la fièvre a duré 9 jours; dans le premier cas la maladie s'est déclarée le troisième jour, la fièvre a duré trois jours.

Endoparamétrite avec colpite: tous les cas se sont produits chez des primipares :

$$\text{Le } 2^{me} \text{ jour} \qquad 3^{me} \text{ j.}$$
$$2 \text{ cas} \qquad 2 \text{ c.}$$

La fièvre s'est soutenue de 2 à 11 jours; le nombre moyen des jours de fièvre est représenté par 7,2 jours.

Endométrite et oophorite: 1 cas s'est déclaré le second jour chez une multipare, la fièvre a duré quatre jours.

Nous avons constaté dans nos asiles 61 cas de paramétrite (soit un cas sur trois malades), dont 26 chez des primipares et 35 chez des multipares.

Les paramétrites simples ont été au nombre de 15, toutes légères; 6 chez des primipares et 9 chez des multipares. En dehors des complications d'endométrite citées plus haut, les suivantes ont encore été observées:

Périparamétrite: 2 cas: l'un léger, l'autre grave, chez des multipares — cette dernière est morte.

La paramétrite simple, légère, s'est rencontrée: *a*) chez des primipares:

Le 1ᵉʳ jour   2ᵐᵉ j.   3ᵐᵉ j.   6ᵐᵉ j.
1 fois   3 f.   1 f.   1 f.

La fièvre a duré de un à six jours; la moyenne des jours de fièvre égale 4,7 jours.

b) Chez des multipares.

Le 2ᵐᵉ j.   3ᵐᵉ j.   4ᵐᵉ j.
5 fois   3 f.   1 f.

La fièvre s'est prolongée de 2 à 7 jours; chiffre moyen des jours de fièvre 5.

La parapérimétrite légère a commencé le troisième jour, la fièvre a duré 7 jours.

Les formes graves de paramétrite se sont rencontrées 6 fois, toutes compliquées.

31 fois, soit la moitié des cas, les paramétrites sont survenues à la suite de profondes déchirures de l'orifice; dans 42 cas elles étaient du côté droit, dans 16 cas du côté gauche, et trois fois des deux côtés.

On a observé dans la 1ʳᵉ position occipitale 24 cas de paramétrite à droite et 13 à gauche; dans la 2ᵐᵉ position occipitale 14 à droite et 5 à gauche; dans la 2ᵐᵉ position du siége deux à droite et dans la 1ʳᵉ une à gauche; dans la première position faciale une endométrite droite et dans un cas de couches doubles (1ʳᵉ et 2ᵐᵉ position occipitale) une paramétrite droite.

Nous devons ajouter ici que dans la majorité des cas nos malades ont été congédiées en conservant leur exsudat, mais dans des conditions générales tout à fait satisfaisantes. Leur renvoi a été nécessité par le grand nombre de demandes d'admission et l'impossibilité de les garder jusqu'à la résorption des tumeurs, vu que les tumeurs chroniques persistent pendant des mois et même des années et que d'autre part nos asiles sont spécialement affectés aux accouchements.

Un cas de périmétrite simple a été observé chez une multipare, 4 cas ont présenté les complications ci-dessus mentionnées.

La périmétrite simple s'est manifestée le 3me jour. La fièvre a duré 8 jours.

Il s'est rencontré en outre deux cas de fièvre sans localisation accentuée — tous deux chez des primipares; la fièvre a commencé le second jour et a duré quatre jours.

Les formes graves et leur historique seront exposés plus loin.

Tableau № 2.

RELEVÉ DES COUCHES, DES MALADIES ET DE LA MORTALITÉ PAR ANNÉES ET PAR MOIS.

1 8 7 1.

Mois	Ville	Total des accouchements	Accouchem. issue fébrile	%	Maladies de forme légère	%	Maladies de forme grave	%	Décès	%
Janv.	Nar.	—	—	—	—	—	—	—	—	—
	Tul.	—	—	—	—	—	—	—	—	—
	Total.	—	—	—	—	—	—	—	—	—
Févr.	Nar.	—	—	—	—	—	—	—	—	—
	Tul.	—	—	—	—	—	—	—	—	—
	Total.	—	—	—	—	—	—	—	—	—
Mars	Nar.	—	—	—	—	—	—	—	—	—
	Tul.	—	—	—	—	—	—	—	—	—
	Total.	—	—	—	—	—	—	—	—	—
Avril	Nar.	—	—	—	—	—	—	—	—	—
	Tul.	—	—	—	—	—	—	—	—	—
	Total.	—	—	—	—	—	—	—	—	—
Mai	Nar.	7	2	—	1	—	—	—	—	—
	Tul.	—	—	—	—	—	—	—	—	—
	Total.	7	2	—	1	—	—	—	—	—
Juin	Nar.	9	3	—	2	—	—	—	—	—
	Tul.	—	—	—	—	—	—	—	—	—
	Total.	9	3	—	2	—	—	—	—	—
Juillet	Nar.	4	2	—	2	—	—	—	—	—
	Tul.	—	—	—	—	—	—	—	—	—
	Total.	4	2	—	2	—	—	—	—	—
Aout	Nar.	7	1	—	—	—	—	—	—	—
	Tul.	—	—	—	—	—	—	—	—	—
	Total.	7	1	—	—	—	—	—	—	—
Sept.	Nar.	6	2	—	4	—	—	—	—	—
	Tul.	—	—	—	—	—	—	—	—	—
	Total.	6	2	—	4	—	—	—	—	—
Octob.	Nar.	8	2	—	3	—	—	—	—	—
	Tul.	—	—	—	—	—	—	—	—	—
	Total.	8	2	—	3	—	—	—	—	—
Nov.	Nar.	4	2	—	2	—	—	—	—	—
	Tul.	—	—	—	—	—	—	—	—	—
	Total.	4	2	—	2	—	—	—	—	—
Déc.	Nar.	6	1	—	3	—	—	—	—	—
	Tul.	—	—	—	—	—	—	—	—	—
	Total.	6	1	—	3	—	—	—	—	—
	Narich.	51	15	—	17	—	—	—	—	—
	Tul.	—	—	—	—	—	—	—	—	—
	Total.	51	15	31,8	17	33,3	—	—	—	—

1 8 7 2.

Mois	Ville	Total des accouchements	Accouchem. issue fébrile	%	Maladies de forme légère	%	Maladies de forme grave	%	Décès	%
Janv.	Nar.	14	4	—	1	—	1	—	1	—
	Tul.	—	—	—	—	—	—	—	—	—
	Total.	14	4	—	1	—	1	—	1	—
Févr.	Nar.	8	2	—	—	—	—	—	—	—
	Tul.	—	—	—	—	—	—	—	—	—
	Total.	8	2	—	—	—	—	—	—	—
Mars	Nar.	9	2	—	1	—	1	—	—	—
	Tul.	—	—	—	—	—	—	—	—	—
	Total.	9	2	—	1	—	1	—	—	—
Avril	Nar.	9	2	—	2	—	—	—	—	—
	Tul.	—	—	—	—	—	—	—	—	—
	Total.	9	2	—	2	—	—	—	—	—
Mai	Nar.	10	4	—	2	—	—	—	—	—
	Tul.	—	—	—	—	—	—	—	—	—
	Total.	10	4	—	2	—	—	—	—	—
Juin	Nar.	10	1	—	1	—	—	—	—	—
	Tul.	—	—	—	—	—	—	—	—	—
	Total.	10	1	—	1	—	—	—	—	—
Juillet	Nar.	13	5	—	—	—	—	—	—	—
	Tul.	—	—	—	—	—	—	—	—	—
	Total.	13	5	—	—	—	—	—	—	—
Aout	Nar.	10	2	—	—	—	—	—	—	—
	Tul.	—	—	—	—	—	—	—	—	—
	Total.	10	2	—	—	—	—	—	—	—
Sept.	Nar.	10	2	—	5	—	—	—	—	—
	Tul.	—	—	—	—	—	—	—	—	—
	Total.	10	2	—	5	—	—	—	—	—
Octob.	Nar.	9	1	—	2	—	—	—	—	—
	Tul.	—	—	—	—	—	—	—	—	—
	Total.	9	1	—	2	—	—	—	—	—
Nov.	Nar.	14	1	—	6	—	—	—	—	—
	Tul.	—	—	—	—	—	—	—	—	—
	Total.	14	1	—	6	—	—	—	—	—
Déc.	Nar.	8	1	—	3	—	—	—	—	—
	Tul.	—	—	—	—	—	—	—	—	—
	Total.	8	1	—	3	—	—	—	—	—
	Narich.	124	27	—	23	—	2	—	1	—
	Tul.	—	—	—	—	—	—	—	—	—
	Total.	124	27	22,6	23	18,5	2	1,6	1	0,8

1 8 7 3.

Mois	Ville	Total des accouchements	Accouchem. issue fébrile	%	Maladies de forme légère	%	Maladies de forme grave	%	Décès	%
Janv.	Nar.	10	—	—	6	—	—	—	—	—
	Tul.	—	—	—	—	—	—	—	—	—
	Total.	10	—	—	6	—	—	—	—	—
Févr.	Nar.	10	2	—	2	—	—	—	—	—
	Tul.	—	—	—	—	—	—	—	—	—
	Total.	10	2	—	2	—	—	—	—	—
Mars	Nar.	11	4	—	4	—	—	—	—	—
	Tul.	—	—	—	—	—	—	—	—	—
	Total.	11	4	—	4	—	—	—	—	—
Avril	Nar.	10	2	—	4	—	1	—	1	—
	Tul.	—	—	—	—	—	—	—	—	—
	Total.	10	2	—	4	—	1	—	1	—
Mai	Nar.	—	—	—	—	—	—	—	—	—
	Tul.	—	—	—	—	—	—	—	—	—
	Total.	—	—	—	—	—	—	—	—	—
Juin	Nar.	11	1	—	1	—	—	—	—	—
	Tul.	—	—	—	—	—	—	—	—	—
	Total.	11	1	—	1	—	—	—	—	—
Juillet	Nar.	16	4	—	2	—	—	—	—	—
	Tul.	—	—	—	—	—	—	—	—	—
	Total.	16	4	—	2	—	—	—	—	—
Aout	Nar.	12	4	—	1	—	—	—	—	—
	Tul.	—	—	—	—	—	—	—	—	—
	Total.	12	4	—	1	—	—	—	—	—
Sept.	Nar.	12	—	—	3	—	—	—	—	—
	Tul.	—	—	—	—	—	—	—	—	—
	Total.	12	—	—	3	—	—	—	—	—
Octob.	Nar.	11	4	—	2	—	—	—	—	—
	Tul.	9	3	—	1	—	1	—	—	—
	Total.	20	7	—	3	—	1	—	—	—
Nov.	Nar.	12	3	—	3	—	—	—	—	—
	Tul.	10	5	—	3	—	—	—	—	—
	Total.	22	8	—	6	—	—	—	—	—
Déc.	Nar.	11	1	—	3	—	—	—	—	—
	Tul.	10	3	—	3	—	—	—	—	—
	Total.	21	4	—	6	—	—	—	—	—
	Narich.	126	25	—	31	—	1	—	1	—
	Tul.	29	11	—	6	—	1	—	—	—
	Total.	155	36	23,2	37	24	2	1,3	1	0,6

1 8 7 4.

Mois	Ville	Total des accouchements	Accouchem. issue fébrile	%	Maladies de forme légère	%	Maladies de forme grave	%	Décès	%
Janv.	Nar.	12	4	—	4	—	1	—	—	—
	Tul.	12	2	—	7	—	1	—	—	—
	Total.	24	6	—	11	—	1	—	—	—
Févr.	Nar.	9	2	—	2	—	1	—	—	—
	Tul.	10	4	—	2	—	—	—	—	—
	Total.	19	6	—	4	—	1	—	—	—
Mars	Nar.	13	5	—	4	—	—	—	—	—
	Tul.	10	1	—	5	—	—	—	—	—
	Total.	23	6	—	9	—	—	—	—	—
Avril	Nar.	9	3	—	2	—	2	—	1	—
	Tul.	9	2	—	2	—	2	—	1	—
	Total.	18	5	—	4	—	2	—	1	—
Mai	Nar.	10	2	—	3	—	—	—	—	—
	Tul.	10	2	—	3	—	—	—	—	—
	Total.	20	4	—	3	—	—	—	—	—
Juin	Nar.	13	3	—	2	—	1	—	—	—
	Tul.	6	2	—	1	—	1	—	—	—
	Total.	19	5	—	3	—	1	—	—	—
Juillet	Nar.	12	3	—	1	—	—	—	—	—
	Tul.	3	—	—	1	—	—	—	—	—
	Total.	15	3	—	1	—	—	—	—	—
Aout	Nar.	17	4	—	4	—	—	—	—	—
	Tul.	11	1	—	4	—	—	—	—	—
	Total.	28	5	—	4	—	—	—	—	—
Sept.	Nar.	13	1	—	3	—	—	—	—	—
	Tul.	6	3	—	3	—	1	—	—	—
	Total.	19	4	—	6	—	1	—	—	—
Octob.	Nar.	12	3	—	4	—	—	—	—	—
	Tul.	11	2	—	2	—	1	—	1	—
	Total.	23	5	—	6	—	1	—	1	—
Nov.	Nar.	15	6	—	3	—	—	—	—	—
	Tul.	10	2	—	3	—	—	—	—	—
	Total.	25	8	—	6	—	—	—	—	—
Déc.	Nar.	10	4	—	4	—	—	—	—	—
	Tul.	11	2	—	—	—	1	—	—	—
	Total.	21	6	—	4	—	1	—	—	—
	Narich.	145	40	—	28	—	4	—	1	—
	Tul.	109	23	—	33	—	5	—	2	—
	Total.	254	63	24,8	61	24	9	3,5	3	1,1

1 8 7 5.

Mois	Ville	Total des accouchements	Accouchem. issue fébrile	%	Maladies de forme légère	%	Maladies de forme grave	%	Décès	%
Janv.	Nar.	10	2	—	2	—	—	—	—	—
	Tul.	11	2	—	3	—	—	—	—	—
	Total.	21	4	—	5	—	—	—	—	—
Févr.	Nar.	9	1	—	2	—	—	—	—	—
	Tul.	9	—	—	3	—	—	—	—	—
	Total.	18	1	—	5	—	—	—	—	—
Mars	Nar.	7	1	—	2	—	3	—	2	—
	Tul.	9	—	—	4	—	—	—	—	—
	Total.	16	1	—	6	—	3	—	2	—
Avril	Nar.	9	1	—	3	—	—	—	—	—
	Tul.	9	1	—	3	—	—	—	—	—
	Total.	18	2	—	6	—	—	—	—	—
Mai	Nar.	13	2	—	2	—	1	—	1	—
	Tul.	12	1	—	1	—	—	—	—	—
	Total.	25	3	—	3	—	1	—	1	—
Juin	Nar.	8	3	—	—	—	—	—	—	—
	Tul.	8	2	—	2	—	—	—	—	—
	Total.	16	5	—	2	—	—	—	—	—
Juillet	Nar.	14	4	—	3	—	—	—	—	—
	Tul.	3	—	—	2	—	—	—	—	—
	Total.	17	4	—	5	—	—	—	—	—
Aout	Nar.	8	2	—	2	—	—	—	—	—
	Tul.	10	2	—	2	—	—	—	—	—
	Total.	18	4	—	4	—	—	—	—	—
Sept.	Nar.	6	3	—	—	—	—	—	—	—
	Tul.	9	1	—	—	—	—	—	—	—
	Total.	15	4	—	—	—	—	—	—	—
Octob.	Nar.	10	1	—	4	—	2	—	—	—
	Tul.	11	1	—	5	—	1	—	1	—
	Total.	21	2	—	9	—	3	—	1	—
Nov.	Nar.	11	2	—	6	—	—	—	—	—
	Tul.	8	—	—	4	—	—	—	—	—
	Total.	19	2	—	10	—	—	—	—	—
Déc.	Nar.	8	2	—	4	—	—	—	—	—
	Tul.	11	—	—	6	—	—	—	—	—
	Total.	19	2	—	10	—	—	—	—	—
	Narich.	114	25	—	27	—	6	—	3	—
	Tul.	110	12	—	25	—	1	—	1	—
	Total.	224	37	18,6	52	23	7	3,1	4	1,8

Pour élucider les questions concernant les maladies graves et la mortalité, nous ne nous bornerons pas à citer des chiffres arides ; nous exposerons l'histoire de chacune des maladies mortelles observées dans les asiles Narischkine et Tulew.

1872. № 11. *Mania puerperalis, endometritis, peritonitis exudativa totalis.* La malade est entrée à. l'asile le 24 janvier ; enceinte pour la seconde fois, 30 ans ; bassin normal, accouchement à terme ; durée du premier travail — 2 heures 20 minutes ; 2ᵉ temps du travail, 20 minutes. A mis au monde un garçon vivant. La période puerpérale a été tout à fait normale. La température s'est élevée, le second jour seulement, à 37°,8 — le pouls avait jusqu'à 65 pulsations par minute avec de légères variations. Lochies normales.

30 janvier au matin température 37,2° — pouls 64 — respiration 18 — la matrice 8 centimètres au-dessus du pubis ; l'exploration constate une antéflexion ; le canal du col est perméable ; les lochies sont pâles et inodores ; la malade a de l'appétit, pendant deux jours elle n'a pas eu de selles. — *Ol. ricini* une cuillerée à soupe. A 8 h. du soir : température 39°, pouls 84, respiration 20 — la malade est légèrement agitée ; à 9 heures le délire se déclare subitement ; elle fait des efforts pour se lever, elle reconnaît ceux qui l'entourent. Nuit sans sommeil. La malade chante, elle veut danser, etc., etc.; elle n'éprouve aucune souffrance, aucune sensibilité, aucune douleur au ventre.

Le 31 janvier au matin elle a été transportée à l'hôpital Alexandre. Le cours ultérieur de la maladie ne m'est pas connu. Morte le 4 février. A l'autopsie on trouva une péritonite générale et une endométrite légère.

1873. № 41. *Endometritis putrida placentaris, lymphangitis, septico pyæmia.* Entrée le 4 avril, accouchant pour la cinquième fois, 38 ans; complexion faible, apparence débile ; les couches précédentes avaient été heureuses ; l'accouchement a eu lieu avant terme, le 9ᵐᵉ mois. Les deux premiers temps du travail ont duré 9 heures 20 minutes ; l'arrière-faix n'a pas été expulsé, les tentatives faites pour l'extraire par le procédé Crédé n'ont pas réussi ; les contractions convulsives de l'orifice ont empêché l'introduction de la main dans la cavité de la matrice ; plusieurs essais ont été infructueux. Sept heures après la naissance de l'enfant, j'ai visité la malade, chez laquelle j'ai constaté une hémorrhagie assez violente. Elle fut chloroformée et la main put être introduite, bien qu'à grand peine, dans la cavité de la matrice ; l'arrière-faix adhérait à la paroi antérieure droite de l'utérus. De petits fragments de délivre sont restés attachés à la matrice, qui s'est peu contractée ; *secali* 10 gr., trois poudres à une demi-heure d'intervalle ; application de glace sur le bas-ventre. Le soir, tr. 38°,8 pouls 96, respiration 25. Matrice, 17 c. au-dessus du pubis, flasque et mal contractée.

Second jour. Grande faiblesse. La matrice est encore mal contractée. Vers le soir, frissons pendant un quart d'heure. Sensibilité au bas-ventre. Matrice flasque, 17 c. au-dessus du pubis. Lochies sanguinolentes, légèrement fétides.

Troisième jour. Lochies très-fétides, troubles et contenant des détritus. Le canal du col peut livrer passage à deux doigts. Rugosités à la place de l'insertion de l'arrière-faix. Injection dans la matrice d'acide carbolique étendu. *Chinini* gr. V deux fois par jour.

Quatrième jour. Le matin légers frissons, grande faiblesse, absence d'appétit. Constipation. Visage émacié et jaunâtre. Langue sèche. Lochies troubles et très-fétides. Matrice relâchée, légère antéflexion — 16 c. au-dessus du pubis. Le canal livre passage à deux doigts. Mamelons très-accentués à la place d'insertion de l'arrière-faix. Injection dans la matrice. Aspersion du vagin avec de l'acide carbolique ; intérieurement *Ol. ricini.*

Cinquième jour. Légers frissons. La malade est apathique. Elle a eu trois selles. Matrice 14 c.

Sixième jour. Vers le midi violents frissons pendant une heure environ. Langue très-sèche, recouverte de croûtes ; la malade a un léger délire. La face est émaciée, les yeux caves. Matrice flasque, 15 c. au-dessus du pubis. Sensibilité du bas-ventre. Lochies peu abondantes, mais très-fétides et troubles. Douleur articulaire au coude droit ; rougeur et tuméfaction au pli du coude. Diarrhée. *Tinctura opii* 4 fois par jour.

Septième jour. Douleur et enflure à l'épaule droite et au poignet gauche ; taches rouges au sacrum. Les forces déclinent sensiblement. Délire intermittent. Matrice 14 c. La diarrhée a cessé.

Huitième jour. A midi frissons pendant près d'une heure. Matrice 14 c., antéflexion. Lochies peu abondantes, troubles et très-fétides. L'épaule est enflée, les bras inertes ; discours incohérents ; délire. La langue est noire et sèche. Le canal du col livre passage à deux doigts. — *Acid muriaticum* pour boisson, *Chinini* gr. 1 quatre fois par jour. *Tinctura moschi* 15 gouttes quatre fois par jour. Vin et bouillon.

Neuvième jour. Deux grands décubitus au sacrum, fluctuation dans les tumeurs des articulations. Diarrhée ; la malade a eu cinq selles inconscientes dans la journée. *Trae moschi* 15 gouttes et *infus. valerianae cum acid muriatic.* Injection de la matrice.

Dixième jour. La malade paraît aller mieux. Elle a repris connaissance. Vers midi violents accès de frisson pendant une demi-heure. Selles diarrhéïques putrides. Elle perd connaissance. Continuation des remèdes excitants.

Onzième jour. Depuis le matin face *hipocratique*. Langue sèche. Jactitation. Selles inconscientes. Morte à dix heures du soir.

Cours de la Fièvre.

14 matin	—		—	— soir	38,8°	p.	82	resp.	25
15	»	37,2° p.	80 resp.	18 »	40	»	100	»	24
16	»	37,2 »	•90 »	20 »	40,5	»	106	»	30
17	»	38,9 »	95 »	24 »	40	»	100	»	26
18	»	39,1 »	104 »	24 »	40	»	106	»	28
19	»	39 »	100 »	32 »	39,9	»	116	»	35
20	»	39,7 »	106 »	33 »	39,4	»	102	»	34
21	»	39,2 »	96 »	28 »	39,4	»	105	»	32
22	»	38,2 »	101 »	35 »	38,3	»	102	»	33
23	»	38 »	88 »	32 »	39,8	»	110	»	36
27	»	40,8 »	120 »	40 »	morte.				

L'autopsie n'a pas eu lieu.

1874. № 41. *Periparametritis sinistra, endometritis, pyaemia*. Entrée le 17 avril, accouchant pour la 3ᵐᵉ fois, 31 ans, constitution débile. Accouchement prématuré, au huitième mois. La période du travail a duré 37 h. 45 min. La malade a mis au monde un enfant du sexe masculin mort et macéré. Matrice flasque et mal contractée après les couches ; 16 c. au-dessus du pubis. Ecoulement du sang, modéré. Contractions puerpérales assez énergiques. *Pulv. Doweri* gr. $\overline{\text{VI}}$.

Deuxième jour. La matrice s'est bien contractée, 14 c. au-dessus du pubis ; les contractions sont plus faibles. L'état général n'est pas satisfaisant ; la malade se plaint de faiblesse, de manque d'appétit et de maux de tête ; elle est apathique. Lochies sanguinolentes.

Troisième jour. Le matin légers frissons. Les lochies sont séreuses, accompagnées d'une faible odeur. Matrice 13 c. Le canal du col est perméable ; la membrane muqueuse de l'utérus est rugueuse ; rien de particulier au point d'insertion du placenta ; sensibilité du cul-de-sac gauche ; violent mal de tête, nausées, faiblesse, apathie ; pas de selle — *Ol. ricini*.

Quatrième jour. Selle pendant la nuit suivie *de grandes douleurs au bas-ventre*. Le matin violents frissons durant un quart d'heure. Matrice

15 c., forme anormale avec gonflement de la partie gauche. Lochies séreuses et donnant de l'odeur. A l'exploration les culs-de-sac vaginal antérieur et postérieur ont saillie ; dans le cul-de-sac gauche il y a une tumeur dure, non circonscrite, très-sensible et adhérant à la matrice. La malade est faible et apathique. Elle a eu deux selles dans la journée. Glace sur le ventre ; *opii puri* gr. ¼, une poudre toutes les quatre heures.

Cinquième jour. Les réfrigérants calment les douleurs, qui augmentent quand on enlève la glace ou si l'on presse la partie malade. Antéflexion de la matrice ; mesure extérieure 14 c. au-dessus du pubis. Lochies séreuses et assez abondantes. La tumeur dans le cul-de-sac vaginal gauche est circonscrite ; son volume est de la grosseur du poing, très-sensible. Grande faiblesse ; vers le soir délire ; ventre ballonné ; à l'hypogastre gauche son mat à la percussion. Continuation des réfrigérants et de l'opium.

Sixième jour. Les douleurs sont moins vives même au toucher ; l'exsudat est dans le même état. Les culs-de-sac antérieur et postérieur sont moins saillants. Matrice 14 c., forme anormale. La malade a une selle ; ventre ballonné, visage émacié — quelques légers frissons pendant le jour.

Septième jour. La sensibilité est très-peu marquée sous la pression ; mal sourd dans la région inguinale ; la rate a augmenté de volume, elle est palpable. Le foie dépasse le bord inférieur des côtes. La malade a eu deux selles. Vers le soir frissons et vomissements de bile. Les douleurs reprennent de l'intensité surtout dans la partie gauche du bassin. A l'exploration le cul-de-sac postérieur droit est très-sensible ; la matité du son à la percussion se propage jusqu'à l'hypogastre droit. Glace et injections sous-cutanées. *Morphii muriatici* gr. ⅛.

Huitième jour. Matrice 14 c. en longueur, forme anomale, dilatée vers le fond. A l'exploration on constate un exsudat dur, mamelonné dans le cul-de-sac droit postérieur du vagin et entourant la matrice comme un anneau. Le ventre est ballonné. Les douleurs sont moins intenses. La malade est faible ; elle a eu deux selles ; léger délire ; langue sèche. Frictions d'iode sur le ventre, glace et injections sous-cutanées de morphine — *Chinini* gr. jj quatre fois.

Neuvième jour. Ventre ballonné ; trois selles liquides. Matrice 13 c.; antéflexion. Le canal du col livre passage à un doigt jusqu'à l'orifice interne, qui est contracté. Lochies blanches, pas très-abondantes ; elles ont une faible odeur. L'exsudat est toujours dans le même état — dur et sensible. La malade est faible, apathique ; vers le soir délire. De temps à autre frissons. Jusqu'à midi l'état de la malade ne s'améliore pas ; langue sèche, face jaunâtre ; vers le soir somnolence et pendant la nuit délire calme.

Pouls faible, facilement dépressible. Les symptômes physiques ne présentent aucun changement.

La malade a été transportée à l'hôpital Alexandre, où elle est morte le 29 avril. L'autopsie a fait découvrir une péritonite partielle avec adhérence à la matrice, un exsudat assez considérable dans la cavité abdominale et septicémie.

COURS DE LA FIÈVRE.

17	avril	matin	37 °	p.	80,	resp.	18,	soir	37,3°	p.		80,	resp.	20
18	»	»	37,4	»	86	»	20	»	38,7	»		90	»	22
19	»	»	39,5	»	90	»	22	»	38,5	»		90	»	24
20	»	»	39,5	»	100	»	24	»	39,8	»		110	»	26
21	»	»	39,5	»	100	»	24	»	39	»		100	»	25
22	»	»	38	»	96	»	22	»	39	»		98	»	26
23	»	»	38,6	»	100	»	24	»	40	»		120	»	28
24	»	»	39,7	»	100	»	26	»	39,5	»		100	»	26
25	»	»	38,8	»	102	»	24	»	38,8	»		100	»	26
26	»	»	38,3	»	100	»	26	»	38,5	»		110	»	26
27	»	»	39,3	»	108	»	28	»	38,3	»		112	»	28
28	»	»	37,5	»	106	»	26	»	37,9	»		108	»	30

1875. № 24. *Peritonitis septica*. Entrée le 17 mars ; en couches pour la seconde fois, 21 ans. Les couches arrivèrent à la fin du 9ᵐᵉ mois ; le travail se prolongea 53 heures et 20 minutes ; la seconde période — 10 minutes. L'enfant, un garçon, vint au monde vivant. Les contractions de la matrice après les couches ont été faibles — 16 c. au-dessus du pubis. Violentes contractions puerpérales. L'accouchée est apathique, elle se plaint de faiblesse.

Deuxième jour. Faiblesse générale et faiblesse du pouls facilement dépressible. Grande apathie et ballonnement du ventre. Matrice flasque, volumineuse — 15 c. au-dessus du pubis. Lochies quelque peu sanguinolentes, sans odeur. Inappétence. Visage émacié, teint jaunâtre ; sommeil comateux et délire faible. Trois selles liquides et abondantes. *Chinini muriatici* 2 gr. 4 fois par jour. Le foie et la rate ont augmenté de volume. Vin et infusion de valériane.

Troisième jour. Dans la nuit frissons violents durant toute une heure. Grandes douleurs dans le ventre ; le météorisme du bas-ventre rend la matrice inaccessible au toucher. Lochies sanguinolentes, peu abondantes et inodores. Le canal du col livre passage à deux doigts par l'orifice interne ; la membrane muqueuse de la matrice et le point d'insertion du délivre ne présentent rien de remarquable. Quatre selles liquides et fétides. Dans l'après-midi vomissement de bile chaque quart d'heure ou chaque demi-heure ; dans les intervalles sommeil comateux et léger délire. La moindre pression sur le ventre agite la malade et la fait crier. Pouls très-faible. Glace sur le ventre et prise à l'intérieur ; musc, vin.

Quatrième jour. L'état de la malade n'a pas changé. Six selles. Les vomissements deviennent plus rares ; les douleurs continuent, la sensibilité est toujours aussi grande. Lochies séreuses, peu abondantes, inodores. Exsudat dans la cavité abdominale, matité du son à la percussion et oscillation. Continuation du traitement.

Cinquième jour. Vomissements fréquents. Sept selles inconscientes. Sommeil comateux et délire. La langue est sèche et noire ; le pouls est filiforme ; la face hippocratique, teint jaune-paille.

Glace. *Tra opii cum Tra moschi et vin.*

Sixième jour. Vomissement chaque cinq minutes ; le pouls est à peine sensible. — Morte à 2 heures de l'après-midi.

L'autopsie n'a pas été faite.

Cours de la fièvre.

17 mars matin	—	—	—		Soir	37,5°	p.	104	resp.	28
18 matin tr.	37,3°	p.	106	resp. 28	»	36,9	»	110	»	29
19 »	»	36,6	»	108	» 27	»	39,2	» 116	»	30
20 »	»	39,	»	110	» 30	»	38,5	» 120	»	32
21 »	»	38,	»	120	» 32	»	38,3	» 128	»	36
22 »	»	36,7	»	140	» 40	»	morte à deux heures.			

Ce cas appartient à la catégorie des maladies puerpérales les plus graves dans lesquelles la fièvre n'existe pas à un degré correspondant. Il suffisait du reste de voir la malade le premier jour après ses couches pour se convaincre de l'imminence du danger ; le second jour il ne restait plus aucun doute sur l'issue fatale de la maladie.

№ 25. *Peritonitis septica, endometritis, parametritis.* Entrée le 18 mars ; enceinte pour la cinquième fois, 30 ans. L'accouchement a duré 24 heures 45 minutes ; seconde période 20 minutes. Elle a mis au monde un garçon vivant venu à terme. La matrice s'est bien contractée. — Ayant en vue l'accouchée № 24, qui se trouvait à l'asile, et son état suspect, des soins spéciaux avaient été prescrits pour la malade que nous décrivons ; elle eut une chambre particulière et fut soignée par l'aide de la sage-femme. Le n° 24 fut confié aux soins de la sage-femme en chef.

Premier jour. L'accouchée se sent bien. Matrice flasque, 16 c. au-dessus du pubis. Contractions utérines assez énergiques. Lochies sauguinolentes, peu abondantes et inodores.

Deuxième jour. Le matin l'état est satisfaisant. A 4 heures après-midi la malade se plaint de douleurs au bas-ventre; à 5 h. frissons violents qui durent près d'une heure; douleurs intenses dans le ventre, qui est ballonné; matrice 14 c. au-dessus du pubis. — Glace. Trois poudres de calomel de 2 gr. chaque 2 heures. — Glace sur le bas-ventre.

Troisième jour. Douleurs violentes au ventre, qui est très-ballonné. Matité du son percutoire dans la région inguinale droite par suite d'un exsudat dans le péritoine. Météorisme et vives douleurs empêchant d'explorer la matrice. Dans le cul-de-sac droit existe un exsudat consistant et non circonscrit, adhérant à la matrice. La membrane muqueuse de la matrice est rugueuse. Les lochies, séreuses, peu abondantes, ont de l'odeur. Quatre selles liquides. *Opii puri gr.* β, toutes les 3 heures une poudre — glace.

Quatrième jour. Douleurs très-vives. L'exsudat dans le péritoine a augmenté. Vomissements fréquents; léger délire. La malade a été transportée à 11 h. du matin à l'hôpital Kalinkine, où elle est morte le 26 mars d'une péritonite exsudative ayant un caractère septique.

COURS DE LA FIÈVRE.

19 mars matin 37,5° p. 80 resp. 20 soir 37,3° p. 82 resp. 21
20 » » 37,6 » 80 » 22 » 40, » 110 » 28
21 » » 40, » 120 » 30 » 40,4 » 126 » 32
22 » » 40, » 128 » 34 » à 11 heures du matin la malade a été transportée à l'hôpital.

№ 46. *Endometritis, periparametritis duplex suppurativa.* Entrée le 26 mai, accouchant pour la 3ᵐᵉ fois, 28 ans. Couches à terme. Durée du travail, 7 heures 10 minutes; seconde période une heure; l'enfant est né vivant; il n'y a pas eu d'hémorrhagie. Vers le soir l'accouchée se sentait bien. Matrice 15 c. au-dessus du pubis.

Deuxième jour. L'état de la malade ne présente rien de particulier. La matrice est à 16 c. au-dessus du pubis.

Troisième jour. L'accouchée se sent bien. Lochies sanguinolentes et peu abondantes. La matrice à 15 c., le fond est sensible à la pression. Vers le soir le ventre se ballonne; constipation. Douleurs dans le ventre et coliques. — *Ol. ricini.*

Quatrième jour. Selle pendant la nuit; violents frissons; douleurs si vives au bas-ventre que la malade crie quand on la touche. Dans le cul-de-sac postérieure, tumeur consistante, très-sensible. Les deux culs-de-sac semblent remplies par un exsudat pâteux. Grande sensibilité de la matrice. Glace sur le ventre. *Opii puri gr.* β toutes les 4 heures.

Cinquième jour. Douleurs très-vives. L'exsudat, très-sensible, englobe la matrice des deux côtés et par derrière. Dans la journée, violents frissons pendant une demi-heure. La malade a eu trois selles. Le contour de la matrice est irrégulier à l'extérieur, le fond est presque au niveau de l'ombilic.

Sixième jour. Les douleurs sont un peu moins vives, mais l'exsudat est palpable à l'extérieur; il occupe les deux fosses iliaques. A l'exception du cul-de-sac antérieur tous les autres sont remplis par un exsudat dur et bosselé. La malade a eu deux selles. — Glace et opium.

Septième jour. Douleurs continues, sourdes et très-vives sous la pression. Les symptômes physiques sont les mêmes.

La maladie se prolongeant, l'accouchée a été transportée à l'hôpital Alexandre, où elle est morte d'épuisement le 21 juillet par suite de suppuration dans le tissu cellulaire du bassin; il s'était en outre formé deux abcès qui se sont ouverts, l'un dans le vagin, l'autre dans le rectum.

Cours de la fièvre.

26 matin	—		—		—	soir	37,5° p.	80 resp.	20
27	»	37,6° p.	82 resp.	20	»		37,	» 84	» 22
28	»	37,5	» 96	»	22	»	38,5	» 96	» 24
29	»	39,5	» 100	»	26	»	40,5	» 110	» 28
30	»	39,	» 110	»	26	»	40,7	» 116	» 30
31	»	38,8	» 110	»	28	»	38,4	» 110	» 39

Le 1er août matin 38,8 » 100 » 28 » La malade a été transportée à l'hôpital à midi.

Asile Tulew.

1874 № 75. *Endometritis putrida. Septicaemia.* Entrée le 18 septembre. Primipare, 27 ans. D'une constitution faible, épuisée; maigre. Accouchée à terme. Durée du travail 22 heures 10 minutes; deuxième temps 1 heure 5 m. Elle a mis au monde une fille vivante en la présentation de l'occiput. Rupture assez profonde à la paroi postérieure du vagin et contusions de cet organe; déchirures de l'orifice s'étendant jusqu'aux parois du cul-de-sac; contusions et déchirures de l'hymen. La matrice s'est

2*

bien contractée 15 c. au-dessus du pubis. Il n'y a pas eu d'hémorrhagie. Eau de Goulard sur les contusions et injections dans le vagin.

Deuxième jour. Dans la matinée, la malade est faible, mais elle ne souffre pas. L'utérus 14 c. A 7 heures du soir violents frissons ; le ventre est ballonné et sensible. *Chinini gr.* 1—2 doses par jour.

Troisième jour. La malade est apathique. Teint jaunâtre. Très-faible ; ventre sensible. Matrice 15 c. La partie vaginale se reforme mal ; le canal du col et son orifice interne sont perméables pour deux doigts. La membrane muqueuse de la matrice est rugueuse avec des tumeurs saillantes au point d'insertion du placenta. Lochies abondantes, troubles, sanguinolentes et fétides. La déchirure du vagin s'est couverte d'une membrane d'un gris sale ; les contusions de l'entrée ont la même couleur. Glace sur le ventre. — *Chinini gr.* X, trois fois par jour. Solution d'acide carbolique à l'extérieur.

Quatrième jour. La malade a eu 4 selles liquides. Lochies troubles, abondantes et fétides. L'état général indique la faiblesse et l'épuisement. La rate a augmenté de volume, le foie est palpable au-dessous des côtes. La partie vaginale se reforme mal. Le ventre est ballonné, mais presqu'insensible. *Acid. muriaticum* et continuation du traitement. Injections dans la matrice.

Cinquième jour. Grande faiblesse. Lochies peu abondantes avec odeur. Matrice 14 c. Le traitement continue. Injections intra-utérines.

Sixième jour. Léger délire pendant la nuit. Douleurs et tuméfaction de l'articulation du poignet droit. Le ventre est insensible. Quatre selles liquides. Matrice 12 c. Repos absolu du membre.

Septième jour. Douleurs et tuméfaction de l'articulation tibia-tarsienne droite et de la partie externe de la cuisse droite. L'articulation du poignet droit se tuméfie de plus en plus ; les douleurs augmentent, rougeurs. Les culs-de-sac sont remplis par un exsudat pâteux. Douleurs au ventre. La matrice, 14 c., est perméable. Lochies séreuses presque sans odeur.

Huitième jour. Délire. Langue sèche. Pouls faible, facilement dépressible. Selles fréquentes et liquides. L'enflure et la douleur des articulations augmentent. Acide carbolique intérieurement et Chinini gr. X trois fois par jour.

Neuvième jour. Les forces diminuent sensiblement ; pouls faible. Selles inconscientes. La malade a été transportée à midi à l'hôpital, où elle est morte deux jours après.

COURS DE LA FIÈVRE.

18 septembre matin p.   — soir 37,4° p.   82
19   »   37°   »   86 » 110,   » 110
20   »   39,1   »   96 » 39,3   » 108

21 septembre	39,3° matin	p.	110	soir	41°	p.	120
22 »	39,1	»	112	»	41,2	»	126
23 »	40	»	120	»	40,1	»	86
24 »	40,1	»	100	»	40,1	»	120
25 »	39	»	116	»	40	»	128
26 »	40	»	126	»	transportée à l'hôpital.		

№ 83. *Endometritis dyphteritica, septicaemia.* Entrée le 14 octobre. En couches pour la seconde fois ; 40 ans. Sa dernière grossesse remonte à 22 ans. Constitution débile, épuisée ; maigreur. Deux jours avant les couches elle a été saisie de frissons à plusieurs reprises. Diphthérite du gosier pendant les couches. tr. 39,1°. Elle mit au monde à terme un enfant mort et macéré. Le travail se prolongea 34 heures 15 m.; la 2ᵐᵉ période 30 minutes. Matrice flasque, peu contractée, 16 c.

Deuxième jour. La malade ne se plaint que de faiblesse. Matrice 15 c. Lochies sanguinolentes, légèrement fétides.

Troisième jour. Dans la nuit, frissons violents et prolongés. Lochies troubles et très-fétides. Matrice 15 c. La membrane muqueuse est rugueuse. La place d'insertion de l'arrière-faix est mamelonnée, dans la journée frissons à deux reprises. Injections dans la matrice.

Quatrième jour. L'orifice du vagin ainsi que le col de la matrice sont couverts d'une membrane diphthéritique. La malade est très-faible. Trois selles liquides. Lotions locales d'acide carbolique étendu. Injections dans la matrice. Chinini gr. X, trois fois par jour.

Cinquième jour. Frissons pendant la nuit et vers le soir. La diphthérite sur les organes sexuels s'étend. Grande faiblesse, apathie et délire. Matrice 14 c. Le canal du col livre passage à deux doigts. La membrane muqueuse est tuméfiée.

Vin, musc et injections dans la matrice.

Sixième jour. Frissons permanents. La diphthérite fait des progrès. Lochies peu abondantes, très-fétides et troubles. La malade, transportée à l'hôpital, mourut au bout de 3 jours d'une endométrite diphthérique et de septicémie.

Cours de la fièvre.

14 octobre matin	—		— soir	39°	p.	100
15 »	36°	p.	96 »	36	»	100
16 »	39,4	»	102 midi	41,1	»	120
17 »	38,2	»	100 36,2°	40,2	»	120
18 »	35,3	»	126 41	36,3	»	128
19 »	36,3	»	120 la malade a été transportée à l'hôpital.			

1875. № 86. *Peritonitis totalis septica*. Entrée le 13 octobre. Primipare ; 18 ans. Accouchée à terme. Douleurs convulsives. Durée du travail
33 heures 55 minutes. Second temps 1 heure 55 m. Elle accoucha d'un
enfant vivant en la présentation de la première position occipitale. Rupture
du périnée au second degré ; les contusions du vagin sont assez graves ;
déchirure à gauche du col dans toute son épaisseur et qui s'étend jusqu'au
cul-de-sac. La matrice est bien contractée, 14 c.; application de cinq sutures métalliques sur la rupture.

Second jour. Maux de tête. Matrice — 15 c.

Troisième jour. Matrice 14 c. Les contusions ont disparu en partie
et ont une teinte livide par places. A 2 heures après-midi violents frissons.
Le ventre est ballonné et très-sensible dans les régions inférieures. Glace sur
le ventre, opium; lotions d'acide carbolique étendu sur les contusions.

Quatrième jour. Ventre très ballonné, excessivement douloureux; matité de l'intestin à la percussion dans la région inguinale gauche. Lochies
sanguinolentes et inodores. Selles liquides fréquentes et involontaires; vomissements, renvois, grande faiblesse, épuisement, expression de souffrance.
Pouls filiforme. On enlève les sutures, mais la cicatrisation n'est pas complète. Les contusions du vagin se sont gangrénées près des ligatures. *Vin,
musc, opium*.

Cinquième jour. La malade est très faible. Matité du son dans les régions inguinales. Transportée à midi à l'hôpital, elle y est morte le 20 octobre d'une péritonite septique.

COURS DE LA FIÈVRE.

14 octobre matin —		—	soir	
	tr. 37,3° p.	98	38,6°	100
15 »	37,5 »	100	38	100
16 »	40,1 »	120	40,4	124
17 »	38,9 »	120	39,9	130
18 »	38,7 »	130	transp. à l'hôpital.	

L'examen des historiques ci-dessus mentionnés nous montre que les cas
de maladies graves, consécutives, unitemporaires, à issue mortelle, ne se
rencontrent à l'asile Narischkine qu'une fois, tandis qu'à l'asile Tulew ils
n'eurent pas du tout lieu; mais si l'on approfondit *tous* les cas de maladies
graves (avec ou sans issue mortelle), on trouvera qu'à l'asile Narischkine
ces cas-là se groupent à un moment donné 2 fois, et qu'à l'asile Tulew
cette coïncidence n'eut pas lieu une seule fois.

La première endémie à l'asile Narischkine eut lieu au mois d'avril de l'an 1874.

Deux accouchées furent atteintes de symptômes de maladies graves; l'une, № 41, qui accoucha le 17 avril, mourut à l'hôpital, comme le dit l'historique susmentionné, et la seconde, № 43, *Peritonitis partialis endometritis perimetritis*, âgée de 39 ans, en couches pour la 7me fois, accoucha le 19 avril à 8 heures du soir normalement, quand le № 41 était déjà malade. La durée des couches — 9 heures 30 minutes, la seconde période 20 minutes. Les contractions de l'utérus faibles; la matrice 17 centim. au dessus de la symphyse. L'accouchée passa bien les deux premiers jours, mais dans la soirée du second elle eut une faible élévation de température; des douleurs au bas-ventre et du météorisme. Huile de ricin. Une garde-robe la nuit.

3e jour. Le matin de vives douleurs abdominales, et malgré les selles avec dégagement de gaz — météorisme considérable. Vers le soir un frisson violent qui dura une demi-heure, fortes douleurs au bas-ventre, qui défendent non-seulement la palpation, mais même le toucher. Glace. Opium un demi-grain toutes les 4 heures.

4e jour. Les douleurs abdominales sont très fortes, excepté dans la partie supérieure, où il n'y a qu'une faible sensibilité. Météorisme considérable. Respiration courte par suite de l'expansion du diaphragme; nausées suivies de 2 vomissements; collapsus; 3 selles liquides; lochies séreuses, inodores et en petite quantité. Opium et de petits morceaux de glace intérieurement et de la glace extérieurement.

5e jour. Les douleurs et la sensibilité diminuent. La percussion constate un son mat dans les régions des aines. Lochies assez abondantes, séreuses et accompagnées d'odeur. L'orifice interne du col de l'utérus est perméable pour deux doigts. La muqueuse de l'utérus est tuméfiée, rugueuse, et on constate dans les culs-de-sac antérieur et postérieur, qui font saillie en forme de cône, une tumeur pâteuse. La malade a eu deux garde-robes. Traitement — le même. Injections répétées dans le vagin.

6e jour. Les douleurs abdominales sont plus faibles. L'utérus se palpe difficilement; son fond est encore très douloureux; le son percutoire est mat dans toute la région du bas-ventre. 4 garde-robes. La malade est très faible. Les lochies ont moins d'odeur et sont sales.

Durant 3 jours l'état de la malade était presque le même; la diarrhée continua; *le 10me jour*, vers le soir, encore un frisson—¼ d'heure. Le ventre est très douloureux. La malade vomit 2 fois. Lochies inodores, blanches. Injection sous-cutanée de morph. muriat. gr. ¹/₆.

11e jour. Les douleurs diminuent. Son mat dans toute la région du bas-ventre. On sent la fluctuation d'un liquide dans la cavité abdominale. Vésicatoire sur le bas-ventre.

12e jour. Moins de douleurs. L'utérus ne peut être palpé au-dessus de la symphyse. Son orifice interne est imperméable. Lochies blanches, inodores. La malade est faible, les vomissemens et la diarrhée ont cessé. L'appétit est revenu. D'après son désir, la malade rentra chez elle, où sous ma surveillance elle guérit dans 10 jours.

Cours de la fièvre.

	Matin.		Soir.		
19 avril			37,°	p.	88
20 »	36,7° »	80	38,7	»	88
21 »	39,5 »	110	40,8	»	120
22 »	39,8 »	120	40,7	»	126
23 »	39,7 »	110	39,	»	114
24 »	38,8 »	100	38,	»	106
25 »	38,9 »	100	38,5	»	106
26 »	38,3 »	100	38,6	»	104
27 »	38,2 »	98	38,9	»	100
28 »	40, »	116	39,5	»	100
29 »	39,2 »	108	39,7	»	106
30 »	38,7 »	100	La malade quitte l'asile.		

Avant la maladie du № 41 il y avait à l'asile les cas d'accouchement suivants:

№ 38. Primipare: âgée de 34 ans, avec contusions de l'hymen et du vagin, a souffert d'une faible endométrite accompagnée d'un état fiévreux qui dura 4 jours. Dans la soirée du 3me jour la température marqua 40°. Le 16 avril l'accouchée, étant bien portante, quitta l'asile.

№ 39. En couches pour la 2me fois, âgée de 21 ans, eut les couches et les suites de couches normales. Dans la soirée des 3me et 4me jours la température marqua 38° et 38,3°. Le 16 avril, l'accouchée, étant bien portante, quitta l'asile.

№ 40. En couches pour la 3me fois, âgée de 30 ans, eut des couches normales. Le troisième jour, après un frisson, se développa une endométrite et la température s'éleva à 40°. Les jours suivants la température oscilla entre 37° et 39,3°. Le 20 avril la malade quitta l'asile, d'après son désir, ayant une température de 37,5°, les lochies fétides et la muqueuse du col tuméfiée et ramollie. L'orifice interne se laissait franchir par le doigt et la muqueuse de l'utérus n'était pas lisse.

№ 42. En sixièmes couches. Accoucha dans l'intervalle entre les deux cas des maladies susmentionnées et quitta l'asile le 6me jour, étant bien portante. Une seule fois, dans la soirée du troisième jour, sa température atteignit 40,3°.

Après ces deux cas de maladies graves, consécutifs, la réception des parturientes à l'asile fut interrompue et après l'éloignement de ces malades et 10 jours d'aérage, l'asile rentra en activité sans présenter de nouveaux cas de maladies graves.

Lors de cette endémie, j'étais attaché à l'institut obstétrique, où vers la fin du mois de mars et du commencement d'avril sévissait une endémie de maladies puerpérales, et je permis à une élève de cet établissement, Mme E., de pratiquer à l'asile. Elle débuta par les soins qu'elle donna à la parturiente № 41. Alors Mme E. n'avait pas de malades à l'institut obstétrique, mais elle le fréquentait.

La seconde endémie eut lieu au mois de mars de l'année 1875. Deux malades, № 24 et № 25, qui accouchèrent presque en même temps, le 17 et le 18 mars, moururent consécutivement. L'historique de leur maladie a été mentionné plus haut. Vers ce temps encore une parturiente fut atteinte gravement.

№ 26. *Peritonitis*. En couches pour la deuxième fois, âgée de 29 ans. Accoucha le 20 avril. L'enfant se présenta dans la première position du siége; la tête a été dégagée selon la méthode de Prague. Perte de sang nulle. Les contractions utérines furent bonnes, la matrice 14 centim. au-dessus de la symphyse. La température s'éleva après les couches à 38,2°. Dans la soirée survinrent un frisson et de fortes douleurs abdominales. L'attouchement du ventre est très douloureux; nausées, deux vomissements; température 39,8°. De la glace sur l'abdomen et intérieurement en petits morceaux, ainsi que de l'opium gr. $^1/_2$ toutes les 3 heures.

21 avril, 2me jour. Douleurs très fortes. Météorisme. Nausées sans vomissement. Une garde-robe liquide. Injection sous-cutanée de morphine gr. $^1/_6$; temp. le matin 39,8°, p. 110, le soir. temp. 40,1°, p. 120.

22 avril, 3me jour. Les douleurs diminuent, de sorte que l'attouchement du ventre est endurable. La percussion du bas-ventre constate un son mat. Pas de nausées. Une selle liquide. La température du matin fut de 39° et le pouls de 100.

Pour désinfecter l'asile on transporta la malade chez elle, où après trois semaines elle guérit entièrement sous mon traitement et put vaquer à ses affaires.

L'asile fut aéré pendant 18 jours. Il est à noter que la parturiente № 24, c'est-à-dire la première qui tomba gravement malade, fut soignée par les dames D. et P., qui lui firent l'extraction manuelle du placenta. Cédant aux prières réitérées des dames D. et P., élèves à l'institut obstétrique sususmentionné, je leur avais permis de pratiquer à l'asile pour la première fois depuis l'essai malencontreux de l'année dernière. (L'état sanitaire de cet établissement m'était alors inconnu, car je l'avais déjà quitté.)

Cette fatale circonstance fut cause que depuis je ne permets plus à personne d'étranger de pratiquer à l'asile.

Quoique l'argument *post hoc, ergo propter hoc*, ne soit pas toujours juste; mais si l'on considère qu'à l'asile Narischkine il n'y avait que deux cas consécutifs de septicémie aiguë suivie de mort, qui commencèrent aussitôt après les couches, que jusque-là l'état sanitaire de l'asile avait été parfaitement bon, qu'on arrête son attention sur la circonstance que ces formes de maladie se développèrent premièrement sur des parturientes, auxquelles portèrent secours des membres du personnel du grand établissement obstétrique, et qu'on se rappelle en même temps que cette pratique n'a eu lieu que deux fois dans le courant de cinq années, et que chaque fois elle a eu les mêmes résultats, il sera permis de croire qu'il n'y aura pas de présomption à attribuer les deux endémies de l'asile Narischkine, avec leurs 5 cas de maladies graves suivis de 3 cas de mort, aux suites directes d'une infection importée de l'institut obstétrique.

Donc dans les deux établissements obstétriques que nous examinons il n'y a eu, dans le courant de près de 5 années, aucune auto-endémie; les endémies importées par notre faute se contentèrent, grâce à Dieu, d'un petit nombre de victimes.

Si nous excluons maintenant les 3 cas de mort non appartenant à l'asile, nous trouvons 0,74°/₀ pour la mortalité; ce pour cent égale celui que donne la pratique privée d'après Hegard *), et il est moindre que le pour cent doublement grand que donne la comparaison des chiffres qu'a notés Lefort **) pour la pratique privée.

En parallèle avec le développement rapide des endémies importées du dehors, l'observation est très intéressante, que les cas de maladies avec issue mortelle, qui se développèrent dans l'asile même, par suite d'une infection spontanée, ne se communiquèrent pas aux autres parturientes qui se trouvaient en même temps à l'asile. Comme appui à la justesse de cette

---

*) Die Sterblichkeit während der Schwangerschaft, etc., von Dr Alfred Hegard.
**) Des Maternités, par Léon Le Fort.

remarque, nous donnons un extrait historique des parturientes qui accouchèrent ou qui se trouvèrent à l'asile en même temps que les femmes qui
sont mortes.

Asile Narischkine.

A.) № 11. Cas de maladie assez aiguë suivie de mort chez une parturiente du 24 janvier 1872. Les causes de cette maladie restèrent inconnues.
Les parturientes suivantes se groupèrent vers ce temps.

№ 10. En 2mes couches, âgée de 26 ans. Eut des couches régulières
le 19 janvier et quitta l'asile le 28 de ce mois. Les suites de couches furent
normales, si ce n'est que la température du 6me jour (c'est-à-dire le 25
janvier) s'éleva dans la soirée à 37°,8. L'accouchée quitta l'asile bien
portante.

№ 12. En couches pour la quatrième fois, 31 ans. Couches régulières.
Entra le 27 janvier, quitta le 2 février 1873. La période des suites de
couches n'avait rien d'anormal. Le pouls oscillait entre 58 et 80 battements.
La température s'éleva dans la soirée du second jour jusqu'à 37°,9 et dans
la soirée du troisième jour jusqu'à 38°,2. Le reste du temps elle oscilla
dans la norme. Elle fut exclue étant en bonne santé.

№ 13. En couches pour la seconde fois, âgée de 25 ans. Couches normales. Entra le 29 janvier et quitta l'asile le 5 février 1873. La période
des suites de couches fut normale. Le pouls oscillait entre 58 et 80 battements. La température s'éleva dans la matinée du troisième jour (c'est-à-dire
le 1er février) jusqu'à 38° et dans la soirée du quatrième jour jusqu'à 37,9°.
Elle quitta l'asile étant bien portante.

№ 14. En couches pour la deuxième fois, 36 ans. Couches normales.
Entra à l'asile le 1er février 1873 et le quitta le 6 février. Toute la durée
des suites de couches fut normale, — la température ne dépassa pas une
seule fois la norme.

Avant le développement du cas de maladie mortelle se trouvait à
l'asile la parturiente № 8, qui fut reçue le 15 janvier. Accouchant pour la
première fois, elle eut une déchirure du périnée longue de 1$^1/_2$ centim. La
plaie resta pure jusqu'à la formation de la cicatrice; l'accouchée n'eut aucune
altération maladive, excepté une légère endométrite, qui amena seulement
deux fois une température de 39°,7 et ne fut pas même accompagnée de
lochies très fétides. Étant bien portante, elle quitta l'asile le 28 janvier.
Lors de l'entrée du № 11 l'endométrite du № 8 était guérie.

№ 9. Primipare, accouche le 18 janvier; la période des suites de couches ne fut pas accompagnée d'une élévation de température. L'accouchée
étant bien portante, quitta l'asile le 24 janvier. Depuis le № 14 jusqu'au

2 mars il n'y eut pas même de légers cas de maladies, quoique l'asile restât en activité.

B. № 41. Cas de maladie avec issue mortelle de la parturiente du 14 avril 1873. Cours irrégulier de la 3ᵐᵉ période des couches; secours tardifs; une forte perte de sang; la violence que l'on dut employer pour introduire la main afin de détacher le placenta, la rétention de lambeaux du placenta dans la cavité de la matrice — naturellement toutes ces circonstances purent produire une endométrite putride.

Vers ce temps se trouvaient à l'asile les parturientes suivantes :

№ 39. Primipare, âgée de 19 ans. Entrée à l'asile le 12 avril, avait des contusions au vagin et à l'hymen, souffrait d'une endométrite et colpite catarrhales. Eut la fièvre le 2ᵐᵉ jour, avant l'arrivée du № 41. La fièvre continua deux jours. Le troisième jour dans la soirée la température était de 40°, le pouls battait 90 dans une minute. Ensuite les lochies, ainsi que l'involution de l'utérus et le pouls, devinrent normales. Se sentant bien, elle quitta l'asile le 19 avril.

№ 40. Primipare, âgée de 19 ans. Entra à l'asile le 12 et le quitta le 16 avril. Aborta de deux mois; perte de sang assez forte; le fruit a été extrait artificiellement. Aucune élévation de température. Parfaitement bien portante.

№ 42. Primipare, âgée de 16 ans. Entra à l'asile le 18 et le quitta le 28 avril. Contusions légères de l'hymen. Le cours des suites des couches fut normal. Les oscillations de la température ne dépassèrent pas la norme.

№ 43. En couches pour la cinquième fois, âgée de 33 ans. Entra à l'asile le 27 avril et le quitta le 4 mai. Eut des couches normales. Le second jour, vers le soir, la température s'éleva à 38,5°. Léger frisson. Le 3ᵐᵉ jour on constate un exsudat à peine sensible dans le cul-de-sac gauche. Une fièvre qui dura deux jours avec une température qui n'excéda pas 38,7°. Ensuite la période des suites de couches et les oscillations de la température devinrent normales. L'accouchée sortit de l'asile se portant bien.

№ 44. Primipare, âgée de 27 ans. *Pelvis plana rachitica.* Conj. de 11,5 centim. Application du forceps par suite des douleurs spasmodiques. Entra à l'asile le 28 avril, en sortit le 8 mai. Une endométrite dès le second jour. Une paramétrite le 4ᵐᵉ jour dans le cul-de-sac postérieur. La fièvre dura six jours. La température atteignit son maximum, 40°, le 4ᵐᵉ jour après les couches, avant le développement de l'exsudat paramétritique. Le pouls battait 106 fois. Ensuite, pendant trois jours, la température resta normale, et la malade quitta l'asile étant sans fièvre, mais ayant un petit exsudat postérieur.

Depuis le 3 avril jusqu'au mois de juin aucune des accouchées n'avait pas même une température qui excédât la norme.

C. № 46. Cas de maladie avec issue mortelle le 26 mai 1875. Comme on ne peut attribuer ce cas aux suites immédiates des couches, parce que la maladie eut un cours chronique, et que la malade mourut deux mois après les couches, d'épuisement, produit par la suppuration dans le tissu cellulaire du bassin, je me bornerai seulement à indiquer que depuis le 18 mai jusqu'au 5 juin, parmi les huit parturientes, une seule, qui accoucha le 4 juin, eut une température qui s'éleva à 38° durant deux jours sans localisation. Cette élévation de température eut lieu le troisième jour après l'envoi du № 46 à l'hôpital. Toutes les autres accouchées se portèrent parfaitement bien.

Ensuite une femme, qui accoucha le 5 juin, eut une légère endométrite. Une autre, qui accoucha le 10 juin, tomba malade d'une paramétrite et d'une phthisie pulmonaire aiguë. Cette dernière malade fut transférée à l'hôpital, où elle mourut le 11 juillet. L'autopsie prouva la justesse du diagnostic. Ce cas ne fut suivi d'aucun état morbide jusqu'au 19 juin.

A s i l e   T u l e w.

A. № 75. Cas de maladie avec issue mortelle le 18 septembre 1874.

Le développement de l'infection spontanée dans ce cas s'explique par les fortes déchirures de l'orifice externe et la rupture de la paroi postérieure du vagin, compliquées de fortes contusions. La malade entra à l'asile lorsque la dernière des accouchées l'avait déjà quitté, de sorte qu'elle accoucha et resta toute une journée la seule malade à l'asile ; avant son arrivée, dans le courant du mois de septembre, il n'y eut à l'asile que deux malades qui y restaient depuis le mois d'août et trois qui y étaient entrées au mois de septembre. De ces cinq parturientes, deux d'entre elles avaient été atteintes de légères endométrites, et l'une d'elles d'une légère paramétrite. Toutes les cinq quittèrent l'asile étant bien portantes.

№ 76. Primipare, âgée de 20 ans ; entra à l'asile le 19 septembre et le quitta le 29. Couches régulières. Rupture du périnée au second degré. Application de six sutures métalliques. Dès le second jour la malade reçut une légère endométrite. La fièvre dura cinq jours. Dans la soirée du troisième et du quatrième jour la température s'éleva jusqu'à 40°. Ensuite les lochies, l'involution de l'utérus, la température et le pouls devinrent normales. Après l'enlèvement des sutures, la rupture se trouva entièrement guérie. La malade quitta l'asile après cinq jours, durant lesquels sa température ne dépassa pas la norme.

№ 77. En secondes couches, âgée de 25 ans ; entra à l'asile le 23 septembre, c'est-à-dire lorsque la maladie du № 75 était dans son plein développement ; elle quitta l'asile le 30 septembre. Dès le second jour elle eut une légère endométrite. La fièvre dura 4 jours. La température atteignit son maximum, 39°,4, dans la soirée du quatrième jour, puis les lochies devinrent, ainsi que la température, normales, et deux jours après la malade, étant bien portante, quitta l'asile.

Après le départ du № 77, il ne se présenta durant trois jours aucune parturiente à l'asile. Ensuite furent reçues cinq parturientes, et d'entre elles la première seulement, qui entra à l'asile le 3 octobre, sous le № 78, fut atteinte d'une légère endométrite. Les quatre autres restèrent bien portantes.

B. № 83. Cas de maladie mortelle, le 14 octobre 1874. L'enfant mort-né. L'accouchée était déjà malade chez elle et souffrait pendant les couches d'une angine couenneuse. Cela suffit pour expliquer le développement chez les accouchées des endométrites couenneuses compliquées.

№ 84. En couches pour la sixième fois, âgée de 36 ans. Entra à l'asile le 15 et le quitta le 21 octobre. La période des suites de couches fut normale, la température ne s'éleva pas, et l'accouchée quitta l'asile se portant bien.

№ 85. En couches pour la deuxième fois, âgée de 18 ans, accoucha le 18 octobre, pendant le développement de l'endométrite couenneuse du № 83. La période des suites de couches fut normale. Il n'y eut qu'une élévation de température jusqu'à 38° dans la matinée du troisième jour. S'étant remise, l'accouchée quitta l'asile le 26 octobre.

Ensuite on rencontre encore un cas de maladie grave.

№ 86. *Endometritis gravis.* Primipare, âgée de 26 ans. Accoucha le 12 octobre (c'est-à-dire deux jours après que le № 83 fut envoyé à l'hôpital) d'un enfant né à terme dans la première position de la présentation de l'occiput. Rupture du périnée jusqu'au sphincter de l'anus. Contusions considérables au vagin et déchirures profondes de l'orifice externe du col. Sept sutures métalliques. Le vagin se gangréna dans plusieurs endroits hors de la région des sutures ; il se développa le troisième jour une endométrite, qui s'exprima par une tuméfaction et un gonflement du col de l'utérus, par une rugosité et une inégalité de la muqueuse, et par des lochies sales et fétides. Le quatrième jour se développa une paramétrite dans le cul-de-sac latéral gauche, de la grandeur d'un poing. La fièvre avait un cours tumultueux, mais cependant il n'y eut pas de dyptérithe, et le septième jour, après l'enlèvement des sutures, la rupture se trouva guérie. Le treizième jour la malade quitta l'asile en bonne santé, et put, d'après les renseignements recueillis, vaquer trois jours après à ses affaires habituelles. Comme cette maladie n'était que le résultat direct des lésions des organes génitaux, et qu'en outre elle avait eu un autre caractère et une autre issue que chez le № 83, je ne me crois pas en droit d'attribuer cette maladie assez grave aux résultats d'une infection produite par le № 83.

COURS DE LA TEMPÉRATURE.

21	matin	37°	soir	37,3°	22	matin	37°	soir	37°
23	«	40	«	41	24	«	42	«	40
25	«	39,2	«	39,2	26	«	39	«	39,1
27	«	37,4	«	40,3	28	«	38,2	«	39,4
29	«	38	«	39	30	«	40,1	«	38,1
31	«	39	«	37,4	1	«	36,3	«	37,1
2	«	37	le pouls battait 80 fois.						

Les lochies étaient purulentes, inodores et en petite quantité. Un doigt pouvait encore franchir l'orifice interne de l'utérus.

№ 87. Accoucha le 23 octobre, et les № 89 et 90 accouchèrent le 3 novembre. Toutes trois eurent une légère endométrite, et le № 88 resta parfaitement bien portante après les couches qui eurent lieu le 26 octobre.

C. № 86. Cas de maladie avec issue mortelle le 13 octobre 1875. Le développement de la péritonite septique s'explique par une rupture profonde de l'orifice externe de la matrice et par de fortes lésions des organes génitaux.

№ 84. En couches pour la quatrième fois le 11 octobre, et № 85. En couches pour la troisième fois le 12 octobre ; restèrent à l'asile tout le temps de la durée du développement de la péritonite septique du № 86, mais, nonobstant, la période des suites de couches fut normale, et on ne constata pas même la moindre élévation de température. Les parturientes qui entrèrent à l'asile, après le transport du № 86 à l'hôpital, ne présentèrent non plus aucun symptôme d'une maladie grave.

№ 87. En couches pour la cinquième fois le 22 octobre. Resta bien portante, et sa température ne s'éleva pas au-dessus de la norme. № 88. Primipare, le 23 octobre. Eut des contusions au vagin et des déchirures aux deux lèvres. Fut affligée d'ulcères puerpéraux qui se purifièrent bientôt, et d'une légère endométrite. La fièvre dura six jours et atteignit seulement dans la soirée du troisième jour une température de 39°,2 ; le reste du temps la température n'excéda pas 38°,5. La malade quitta l'asile le douzième jour, se portant bien.

Depuis ce temps jusqu'au mois de décembre il n'y eut à l'asile aucun cas de maladie.

Un développement pareil de cas de maladies isolées peut être constaté par l'examen historique des maladies graves qui eurent, s'il est permis de s'exprimer ainsi, une génération spontanée et ne se terminèrent pas par la mort.

Asile Narischkine.

№ 24. *Ulcera puerperalia, endometritis gravis, parametritis, septicaemia.* Primipare de 27 ans, faible, épuisée, accoucha le 2 mars 1872 de deux jumeaux. Rupture du périnée au premier degré, non recousue. Déchirures considérables du col de l'utérus.

Cours de la fièvre.

matin.   soir

2 mars — — — — — — tempér. 38,5° pouls 98 respir. 24

3 » temp. 38°, pouls 100, respir. 24 » 38,3 » 100 » 24
    4 garde-robes liquides

4 mars, temp. 38°, pouls 98, respir. 22 » 38 » 98 » 22
    5 garde-robes, lochies inodores

5 mars, temp. 38°, pouls 82, respir. 20 » 38,5 » 88 » 20
    La diarrhée cessa et la surface de la déchirure devint impure. Les lochies eurent une très forte odeur. La muqueuse de l'utérus est gonflée et inégale.

6 mars, temp. 38°, pouls 82, respir. 19 tempér. 38,2° pouls 87 respir. 20.
    L'utérus est 15 centim. au-dessus de la symphyse. Les lochies sont sales et fétides.

7 mars, temp. 37,5°, pouls 72, respir. 19, tempér. 38,8°, pouls 88, respir. 20
    Les déchirures sont impures ; les lochies sont sales, à odeur infecte.

8 mars, temp. 38,2°, pouls 90, respir. 20, tempér. 40°, pouls 110, respir. 26.
    Un frisson et sentiment douloureux du bas ventre, dans la région de l'aine gauche ; l'utérus est de 15 centim. au-dessus de la symphyse ; sa forme est irrégulière.

9 mars, temp. 38,6°, pouls 98, respir. 26, tempér. 37,9°, pouls 104, respir. 26.
    Le canal est perméable. A gauche se trouve un exsudat dur, douloureux, grand comme un poing et se reliant à l'utérus. Les lochies sont moins sales — à faible odeur. L'utérus de 15 centim.

10 mars, temp. 38,7°, pouls 88, respir. 18, tempér. 40,5°, pouls 112, respir. 28.
    Les déchirures ne se sont pas encore entièrement purifiées ; l'exsudat à gauche est de la grandeur d'un poing ; la malade a eu deux fois le

frisson. La diarrhée s'est renouvelée jusqu'à six garde-robes liquides. La malade se plaint de faiblesse ; sa langue est sèche ; les téguments ont une teinte jaunâtre. Elle est apathique et délire parfois.

11 mars, temp. 36,5°, pouls 100, respir. 28. La langue est sèche et recouverte d'une couche noirâtre. La malade est très faible et a eu jusqu'à six garde-robes liquides dans la journée. Le ventre est gonflé. La rate, tuméfiée, peut être palpée. Le son mat se propage jusqu'au-dessous de la 12ᵐᵉ côte. La malade fut transportée à l'hôpital, où elle guérit au mois de mai.

Dans le courant du mois de février il n'y eut aucun cas de maladie, même léger, à l'asile ; le № 23, qui accoucha quelques heures avant le № 24, n'eut, excepté une élévation de température durant une journée jusqu'à 38°, aucun autre symptôme maladif. Après le transport du № 24 à l'hôpital survint par hasard un intervalle de trois jours, pendant lequel il ne se présenta pas de parturiente à l'asile ; ensuite le № 25, qui accoucha le 15 mars, et toutes celles qui suivirent restèrent bien portantes.

№ 125. *Endometritis gravis; parametritis sinistra.* Primipare, âgée de 20 ans, accoucha le 13 décembre 1873. Couches normales. Rupture du périnée au 2ᵐᵉ degré. Six sutures métalliques. Contusions considérables au vagin ; déchirures assez profondes de l'orifice externe de la matrice pénétrant dans le canal. Gangrène des petites parties contusionnées des parois latérales du vagin. La fièvre commença dès le premier jour et atteignit le soir du second jour une température de 40° ; elle garda cette hauteur trois jours de suite, et n'eut des rémissions que le matin jusqu'à 38,7°. Ce cas est classé parmi les cas de maladies graves, à cause de la longue durée de la fièvre (15 jours), mais son cours n'avait pas de caractère tumultueux. Les sutures guérirent et la malade quitta l'asile le 5 janvier 1874, se trouvant bien portante.

Avant les couches du № 125, la parturiente *№ 124*, qui accoucha le 8 décembre, souffrit d'une légère paramétrite et le 13 décembre n'eut plus de fièvre. Elle quitta l'asile le 16 décembre, ayant un exsudat insignifiant latéral droit et une température de 36,9°.

№ 126. Accoucha le 14 décembre et resta bien portante.

№ 127. Primipare, âgée de 38 ans. On eut recours aux forceps le 15 décembre et on dut faire des incisions aux grandes lèvres. Dès le second jour elle fut atteinte d'ulcères puerpérales et d'une légère endométrite. La fièvre ne dura que quatre jours et le maximum de la température ne fut que de 38,2°.

Depuis ce temps jusqu'au 7 janvier toutes les accouchées restèrent bien portantes, quoique le № 128 portât en elle tous les symptômes pour tomber malade. (Ce cas est décrit parmi les cas accompagnés de douleurs spasmodiques.)

№ 7. *Endometritis , parametritis , peritonitis partialis.* Primipare , accoucha le 17 janvier 1874 d'un garçon vivant, qui se présenta dans la première position de l'occipute. Contusions et érosions insignifiantes près de l'entrée du vagin ; déchirures profondes de l'orifice externe de la matrice. L'utérus — 14 centim. Endométrite dès le second jour, avec une élévation de la température. Le cinquième jour, au soir, on constata une paramétrite dont l'exsudat occupait tout le cul-de-sac postérieur. Le huitième jour, précédée d'un frisson, se développa une péritonite partielle, qui se localisa auprès du ligament large droit. Les symptômes de l'endométrite disparurent. Le douzième jour le procès inflammatoire se termina, la maladie diminua de plus en plus, mais vu la longue durée de cette convalescence, la malade fut transférée le 23ᵐᵉ jour à l'hôpital dans l'état de santé suivant :

Son percutoire mat dans les deux régions des aines; à gauche un exsudat dur, qui occupe toute la région de l'aine gauche et atteint presque le nombril, à moins de la largeur de trois doigts. Dans le cul-de-sac postérieur fait saillie un exsudat dur, qui se joint à l'utérus, de manière à le rendre immobile et à contours indéterminés. La partie vaginale de l'utérus est considérablement raccourcie et le canal du col imperméable. Après un séjour de deux semaines à l'hôpital la malade guérit.

COURS DE LA FIÈVRE.

Janvier.	Matin.			Soir.		
	Température.	Pouls.	Respiration.	Température.	Pouls.	Respiration.
17	—	—	—	37,3⁰	86	18
18	37,8⁰	90	20	38,2	92	20
19	37,8	88	19	38	94	22
20	38,1	94	21	39	98	24
21	38,4	98	22	40,3	108	26
22	39	108	24	39,9	110	28
23	38,7	106	24	38,6	108	24
24	38,2	110	26	40,8	120	36
25	39,5	116	28	40,4	122	32
26	39,5	118	30	40,4	126	32
27	39,7	120	30	40,4	118	36
28	37,7	100	26	39,3	110	28
29	37,4	96	24	38,8	96	22
30	39,4	100	24	38,5	98	22
31	38,3	98	22	39	100	24
Février						
1	38,2	96	20	38,8	94	22
2	38	90	20	38,2	90	20
3	37,5	86	18	37,2	84	19
4	38,7	90	20	37,5	86	17
5	36,3	84	18	37,1	80	17
6	37	80	20	38,4	80	20
7	38	88	22	38,8	96	24
8	37	86	20	transférée à l'hôpital.		

Avant les couches du № 7 la parturiente № 4 eut une légère endométrite, avec une fièvre de quatre jours. Le maximum de température était de 38,8°. Elle quitta l'asile en bonne santé le 16 janvier.

La parturiente № 5 eut un cours régulier de la période des suites de couches, et quitta l'asile le 14 janvier.

La parturiente № 6 eut une légère endométrite avec une fièvre de trois jours. Le maximum de la température — 39,5°. Elle quitta l'asile le 18 janvier, guérie.

№ 8. Accoucha le même jour que le № 7, resta bien portante et n'eut qu'un jour, vers le soir, une élévation de température jusqu'à 39,6°. Sortit le 26 janvier.

№ 9. Accoucha le 19 janvier, eut une légère endométrite. Quatre jours de fièvre, et une température qui n'excéda pas 39,8°. Quitta le 27 janvier l'asile.

№ 10. Accoucha le 22 et № 11, le 25 janvier. Toutes deux restèrent bien portantes.

№ 12. Accoucha le 31 janvier. Légère endométrite. Quatre jours de fièvre. Maximum de la température 39°.

№ 13. Accoucha le 1ᵉʳ février et resta bien portante.

№ 14. Accoucha le 6 février. Des membranes retenues dans la cavité de l'utérus ne furent enlevées que le lendemain. Eut une endométrite avec une fièvre de dix jours. Le maximum de la température n'atteignit qu'une fois 40°.

№ 15. Accoucha le 9 février, le lendemain du jour où le № 7 fut transféré à l'hôpital, et le № 16, qui accoucha le 11 février. Ces deux dernières parturientes restèrent bien portantes.

Maintenant suit encore un cas de maladie grave, qu'il est cependant difficile de mettre en dépendance de la maladie du № 7, vu l'état sanitaire de l'asile durant la période ci-dessus mentionnée.

№ 17. *Endometritis gravis, parametritis, septicaemia.* En couches pour la seconde fois, âgée de 23 ans, d'une constitution faible et épuisée. Accoucha le 14 février 1874, d'un garçon vivant, qui se présenta dans la première position de l'occiput. Contractions de l'utérus faibles ; la matrice 17 centim. au-dessus de la symphyse. Extraction de beaucoup de caillots ; mais nonobstant les contractions de l'utérus ne deviennent pas plus fortes. Deux profondes déchirures dans les parois latérales du canal, qui se continuent sur l'orifice interne. Le premier jour — normal. Fortes tranchées après les couches. L'utérus est atonique, — 18 centim. au-dessus du pubis. Extraction de caillots. Dans la soirée du deuxième jour une élévation de la température. Lochies sanguinolentes avec odeur. Le quatrième jour une endométrite clairement exprimée. L'utérus — 16 centim. Lochies sales, abondantes avec odeur fétide. L'utérus spongieux. La muqueuse tuméfiée , et sur les parois internes rugueuse. L'endroit d'insertion du placenta présente de grandes rugosités dures. Le cinquième jour une paramétrite se déclara dans le cul-de-sac gauche postérieur. Le sixième la malade fut apathique. Météorisme. La face prit un caractère typhoïde. Mal de tête, diarrhée, etc. L'état de la malade resta tel jusqu'au onzième jour, empirant plus ou moins. Alors elle fut transportée à l'hôpital dans l'état suivant: Le fond de l'utérus dépasse de la largeur de quatre doigts la symphyse. Lochies purulentes, avec faible odeur et en petite quantité. La palpation constate un exsudat dur, de la grandeur d'un poing, au-dessus de la symphyse à gauche et extérieurement de l'utérus. Cette tumeur peut être aussi constatée par l'exploration interne — elle est très douloureuse au toucher, confondue avec l'utérus et séparée de lui seulement par un sillon superficiel. Antéflexion de l'utérus, très sensible au toucher. La partie vaginale est gonflée et tuméfiée. Le canal du col est perméable jusqu'à l'orifice interne. La nuit léger délire, la rate est tumefiée.

COURS DE LA FIÈVRE.

Février.	Matin.			Remarques.	Soir.		
	Température.	Pouls.	Respiration.		Température.	Pouls.	Respiration.
14	37,2°	83	24	—	37,5°	84	24
15	37,5	90	26	—	38,5	96	26
16	37,7	90	25	—	38,7	92	26
17	38,5	100	26	—	39,7	100	28
18	38,3	98	26	—	40	110	30
19	39,5	100	22	frisson.	40	112	30
20	40	116	27	—	40	118	32
21	39,6	118	28	frisson.	40,3	120	30
22	39,5	116	30	—	40,3	124	32
23	40	120	30	—	40	126	28
24	39,3	112	28	Elle fut transférée à l'hôpital, où elle guérit dans un mois.			

Malgré les symptômes indubitables d'une infection septique dans ces cas, les parturientes qui se groupèrent vers ce temps eurent le cours suivant de la période des suites de couches.

№ 18. En couches pour la deuxième fois, âgée de 20 ans ; accoucha le 17 février, le jour du développement de l'endométrite du № 17, et n'eut qu'une légère endométrite et une légère paramétrite, avec une fièvre durant six jours. Elle quitta l'asile le 25 février, ayant une température de 37,2°, un pouls de 78 et un petit exsudat à gauche.

№ 26, accouchée du 26 février ; № 27, accouchée du 27 février, et № 28, accouchée du 28 février, eurent toutes trois la période des suites de couches normale, et quittèrent l'asile étant parfaitement bien portantes. Depuis ce temps jusqu'au 6 mars il n'y eut pas même un léger cas de maladie.

№ 92. *Endometritis gravis placentaris*. En couches pour la troisième fois, âgée de 22 ans, sujet faible et épuisé, accoucha le 20 octobre 1875. Les couches en la seconde position de la présentation de l'occiput durèrent 19 heures ; l'insertion du placenta était très-forte, et on ne put en faire l'extraction manuelle qu'après deux heures et dix minutes, en laissant quelques lambeaux à l'endroit de l'insertion placentaire ; l'extraction du placenta fut précédée par une forte perte de sang, qui amena une anémie consécutive aiguë clairement exprimée. L'utérus après l'extraction du placenta mesura 18 centim. et resta indolent. Les deux premiers jours l'accouchée se sentait bien ; le soir du troisième jour advint un frisson, l'utérus devint douloureux à la pression externe — 15 centim. au-dessus du pubis. Les lochies sales, abondantes et fétides. Le quatrième jour — un frisson ; l'utérus 15 centim. au-dessus de la symphyse. Le col est tuméfié et gonflé ; son canal est perméable pour deux doigts. La muqueuse de la cavité de l'utérus n'est pas lisse, l'insertion placentaire présente des inégalités et des rugosités assez dures et assez grandes ; les lochies sont fétides. Injection d'une solution d'acide carbolique dans la cavité de l'utérus.

5ᵐᵉ jour. Lochies fétides, brun-foncé et riches en lambeaux de détritus de tissus. La malade est surexcitée, sa langue est sèche. Cet état s'améliora cependant de plus en plus, mais pas très-vite. On fit quatre injections utérines. Le 12ᵐᵉ jour les lochies devinrent blanchâtres, fortement teintes de sang et presque inodores. L'utérus dépasse la symphyse de 7 centim. Le canal ne peut être franchi que par un doigt jusqu'à l'orifice interne, qui est clos.

L'état de santé est satisfaisant, ainsi que l'appétit et les garde-robes. Le 13ᵐᵉ jour la malade se sent bien. Les lochies sont blanches, inodores et peu abondantes. Accédant aux prières réitérées de la malade, on lui permit de rentrer chez elle.

Cours de la fièvre.

Octobre.	Matin.			2 heures de l'après-midi	Soir.		
	Température.	Pouls.	Respiration.		Température.	Pouls.	Respiration.
20	—	—	—	Température. 38,5°	76	20
21	37,5°	80	20	—	37,8	88	22
22	37,5	86	20	—	40,4	110	30
23	39,7	100	28	40,7°	36,5	90	28
24	39,9	100	30	37,4	40,8	112	32
25	39,3	98	26	39,2	40,6	116	30
26	36,9	98	24	37,5	39,5	100	26
27	38,8	96	26	38,6	39,8	108	28
28	39,8	100	26	40,2	40,4	118	32
29	40,1	116	30	39,8	40	120	30
30	40	108	28	40,4	39,8	106	28
31	37,5	88	20	—	37,4	86	21
Novembre.							
1	37,1	80	20	quitta l'asile.			

Cinq parturientes accouchèrent au commencement du mois d'octobre et restèrent bien portantes.

№ 89. Accoucha le 11 octobre, eut une légère endométrite et une paramétrite avec fièvre durant cinq jours. Le maximum de la température fut 39,1 °. Quitta l'asile le 20 octobre, se portant bien.

№ 90. Après une perforation par suite de l'étroitesse du bassin et prolongation de couches qui dura 24 heures, la parturiente, qui accoucha le 14 octobre, eut une légère endométrite avec une fièvre de quatre jours. Maximum de la température 39°. L'accouchée quitta l'asile le 24 octobre étant bien portante.

№ 91. On appliqua les forceps et fit des incisions aux grandes lèvres à la parturiente, qui accoucha le 20 octobre. Pendant les suites de couches pas une seule élévation de température. Quitta l'asile le 26 octobre étant bien portante.

№ 93. Accoucha le 29 octobre pendant le développement de la maladie du № 92. Eut seulement durant un jour une température de 39,5 °; après quoi la période des suites de couches fut normale et la malade put quitter l'asile le 4 novembre étant bien portante. Après ces couches suivit encore un cas de maladie grave.

№ 94. *Endometritis placentaris*, *pelvio-peritonitis*. Parturiente exténuée et anémique au plus haut degré, âgée de 31 ans, en couches pour la dixième fois, eut des couches normales. Leur durée fut de 15 heures 45 min.; la seconde période dura 40 minutes. Un kyste de l'ovaire gauche, grand comme un poing, est disposé dans le cul-de-sac postérieur à gauche. Assez fortes déchirures de l'orifice externe. Forte perte de sang après les couches. Faibles contractions de l'utérus, — 17 centim. au dessus du pubis. Les deux premières journées la malade est faible mais comparativement bien portante. Lochies sanguinolentes avec odeur.

3me jour. Frisson. L'utérus — 16 centim. Écoulement d'une assez grande quantité de sang, avec forte odeur. Le fond de la matrice ainsi que la région gauche du bas-ventre sont douloureux. *Traitement :* De la glace, des injections d'acide carbolique et de l'opium à l'intérieur.

4me jour. L'utérus — 15 centim. La sensation douloureuse dans le fond de la matrice dérange la malade. Lochies sales, sanguinolentes avec forte odeur. La portion vaginale tuméfiée, à peine formée et indolente. Le canal du col de l'utérus perméable pour 2 doigts. L'insertion placentaire rugueuse. Muqueuse de l'utérus — tuméfiée. Des lambeaux de détritus avec forte odeur adhéraient aux doigts explorateurs. Le kyste et tout le cul-de-sac gauche douloureux. — Injections utérines.

5me jour. Même état. Lochies sales et fétides. La perméabilité du col de l'utérus, l'inégalité de la muqueuse de la matrice, la sensation douloureuse insignifiante au cul-de-sac gauche, la faiblesse et le manque d'appétit varièrent dans leur intensité jusqu'au 15me jour. L'emploi de la glace fut omis. Ordonné: deux grains de quinquina et 6 grains d'acide salycilique quatre fois par jour.

Le 15me jour, vers le soir, la malade eut un frisson, une perte de sang assez forte, à odeur putride: des douleurs aiguës, sciantes, dans la région hypogastrique droite, qui ne permettaient pas la compression de cette partie; une forte sensibilité du fond de l'utérus et du cul-de-sac gauche. L'exploration interne constata: le col tuméfié et œdémateux, les déchirures non cicatrisées, le canal perméable pour deux doigts, la muqueuse utérine assez lisse, excepté l'insertion placentaire, où l'on trouva des tubérosités de la grosseur d'une cerise et même au delà.

Traitement: De la glace sur le bas-ventre, injections vaginales et utérines d'une solution de perchl. de fer et une infusion de seigle ergoté à l'intérieur.

16me jour. L'utérus — 9 centim. au-dessus de la symphyse; les douleurs sont moindres. Le ventre légèrement gonflé. Quatre selles liquides. Les pertes de sang ont diminué mais les lochies ont une mauvaise odeur.

18me jour. Les douleurs hypogastriques ont diminué; un son percutoire mat dans la partie inférieure du bas-ventre; exsudat pâteux, diffus dans

le cul-de-sac postérieur; la tumeur de l'ovaire augmentée de volume; le canal
du col perméable pour un doigt; les tubérosités existent encore; les lochies
peu abondantes, à odeur et sanguinolentes. Injection intra-utérine.

20me jour. L'utérus presque impalpable au-dessus de la symphyse; mais
le fond de la matrice et la région hypogastrique gauche sont douloureux à
la pression. Matité du son percutoire dans cette région; le col de la matrice tuméfié, indolent et œdémateux; le doigt franchit difficilement l'orifice
interne de l'utérus; les lochies sales, purulentes, en petite quantité avec
légère odeur. Dans le cul-de-sac postérieur se trouve une tumeur diffuse et pâteuse; la tumeur de l'ovaire a augmenté d'une fois et demie, comparativement à son volume, lors de l'entrée de la malade à l'asile. La malade est
faible, manque d'appétit et a trois ou quatre selles liquides par jour. Le foie
et la rate ne sont pas tuméfiés. A la demande pressante de la malade, on
lui permit de quitter l'asile.

Cours de la fièvre.

Octobre.	Matin.			Soir.		
	Température.	Pouls.	Respira-tion.	Température.	Pouls.	Respira-tion.
30	37,2°	90	22	37,3°	88	22
31	37	92	24	38,7	94	22
Novembre.						
1	38,3	98	23	40,1	120	28
2	39,2	108	26	40,3	120	30
3	38,4	100	24	38,9	106	26
4	39,5	106	26	38,1	104	26
5	37,4	100	22	37,7	98	22
6	37,8	94	20	38	100	26
7	37,7	90	21	39	106	25
8	38	100	24	38,1	100	26
9	37,5	98	23	39,1	104	26
10	39,2	100	25	38	98	25
11	33,3	100	24	39,7	108	28
12	38,7	96	24	39,5	106	26
13	38	100	25	40	102	27
14	38,4	110	26	40,3	124	32
15	40,7	120	34	40,3	122	30
16	39,8	118	28	40,3	120	30
17	38,5	100	24	38,5	98	22
18	38,3	96	24	quitta l'asile.		

Quoique ces deux cas de maladies graves coïncidèrent quant au temps, si l'on recherche les causes pathologiques qui les firent naître et que l'on trouve que dans le premier cas ce fut l'extraction manuelle du placenta, et dans le second les déchirures de l'orifice externe du col, l'épuisement de la malade et ensuite un kyste ovarial, qui par lui-même amène bien souvent dans les suites de couches une maladie, nous ne croyons pas avoir le droit de considérer ces deux cas de maladie comme dépendant l'un de l'autre; d'autant plus que les accouchées qui se trouvèrent vers ce temps à l'asile eurent les suites de couches normales, comme le montre l'extrait suivant de l'historique de leur maladie:

№ 95. En couches pour la seconde fois; âgée de 24 ans; accoucha le 2 novembre et quitta l'asile le 8 étant tout à fait bien portante et n'ayant pas eu une seule élévation de température.

№ 96. Primipare, de 22 ans, accoucha le 4 novembre, et quitta l'asile le 12 novembre bien portante. Dans la soirée du lendemain des couches elle eut une température de 40°.

№ 97. En couches pour la 11ᵐᵉ fois, âgée de 42 ans, accoucha le 9 novembre et quitta l'asile le 15 novembre, ayant eu seulement deux soirs une élévation de température: le deuxième jour après les couches jusqu'à 38° et le troisième jour — 38,2°.

№ 98. Primipare, de 25 ans. Déchirures et contusions du vagin. Entra à l'asile atteinte d'une pneumonie catarrhale. Accoucha le 12 novembre. Le cinquième jour 16 accès d'éclampsie. Etant entièrement guérie, elle quitta l'asile le 23 novembre.

№ 99. En couches pour la seconde fois, âgée de 23 ans; accoucha le 16 et quitta l'asile se portant bien le 22 novembre. N'eut qu'une élévation de température le quatrième jour jusqu'à 38,2°.

№ 100. En secondes couches, âgée de 26 ans; accoucha le 19 et quitta l'asile le 29 novembre, n'ayant subi aucune élévation de température durant la période des suites de couches.

Depuis lors jusqu'au 3 décembre il n'y eut pas même un léger cas de maladie.

Tel est l'historique des cas de maladies graves qui n'eurent pas d'issue mortelle à l'asile Narischkine; occupons-nous maintenant de l'asile Tulew.

Asile Tulew.

№ 54. *Ulcera puerperalia, gangrena perinei, paravaginitis.* Primipare, de 21 ans. Accoucha le 10 juin d'une fille vivante, qui se présenta dans la première position de la nuque. Incisions aux lèvres, contusions de l'entrée et une profonde déchirure de la paroi postérieure du vagin, longue approximativement de 6 centim. Contraction de l'utérus, bonne, 14 centim. Vers le soir se développa un œdème du périnée.

2ᵐᵉ jour. Couche grisâtre sur les incisions et les contusions; œdème du périnée. La largeur du vagin rétrécie. La paroi postérieure tuméfiée; l'introduction du doigt est très douloureuse. Application de la glace sur le périnée.

3ᵐᵉ jour. Météorisme. Constipation. La surface des incisions et des contusions ne se purifie pas. La sensibilité du vagin est la même. Lochies sanguinolentes et sales. Bonne contraction de l'utérus — 12 centim. au-dessus du pubis.

4ᵐᵉ jour. Les contusions ont l'air de se purifier. Œdème du périnée. Deux garde-robes liquides. L'enflure et la sensibilité du vagin invariables.

5ᵐᵉ jour. Bonne contraction de l'utérus, 10 centim. La sensibilité du vagin diminue. L'exploration constate la formation du col. Le canal n'est perméable que pour un doigt. La muqueuse de la matrice est unie. Gangrène du périnée par endroits. Le ventre est gonflé.

6ᵐᵉ jour. Gangrène du périnée. Lochies fétides. L'enflure et la sensibilité du vagin ont beaucoup diminué.

7ᵐᵉ jour. Un lambeau gangréneux au milieu du périnée s'est détaché en forme d'un triangle, dont le bout étroit, tourné vers le bas, atteint le sphincter de l'anus. Le frein est intact.

8ᵐᵉ jour. Les parties gangrénées se nettoient. La déchirure du vagin est pure et couverte de granulations. Depuis ce jour, amélioration des symptômes locaux. La malade quitta l'asile le 19ᵐᵉ jour dans l'état suivant: Son état de santé en général est satisfaisant. Les incisions et le périnée se sont cicatrisés, ainsi que la déchirure du vagin; pas de lochies. La matrice est impalpable au-dessus de la symphyse; sa partie vaginale est formée; le canal du col est imperméable.

Cours de la fièvre.

Juin.	Matin.			Soir.		
	Température.	Pouls.		Température.	Pouls.	
10	—	—		37,4°	88	
11	37 °	86		39,1	90	
12	40,1	106		39,1	105	
13	37,2	92		40,1	112	
14	39,2	104		40,3	116	
15	39,2	106		40	112	
16	39,4	100		39,2	102	
17	38,2	94		39,1	100	
18	37,4	88		39	96	
19	40,1	106		39,4	104	
20	37,4	90		38	88	
21	37,7	86		38,2	88	
22	39,4	90		39	92	
23	37,2	82		38	84	
24	38,1	80		39	90	
25	37,4	80		38,4	84	
26	37,1	80		38,3	81	
27	38	82		36,4	78	
28	38	80		39	88	
29	38,1	80		37,1	79	
30	37,3	78		37,3	80	

Ce cas de maladie fut précédé et suivi par les couches des parturientes suivantes:

№ 49. Accoucha le 26 mai, quitta l'asile le 1er juin étant entièrement bien portante.

№ 50. Accoucha le 30 mai, quitta l'asile en bonne santé le 3 juin, n'ayant eu aucune élévation de température.

№ 51. Accoucha le 31 mai, et quitta l'asile en parfaite santé le 7 juin. Elle eut dans la soirée du second jour une élévation de température jusqu'à 39°.

№ 52. Accoucha le 3 et quitta l'asile le 11 juin. Eut une élévation de température le soir du quatrième jour jusqu'à 38,3°,

№ 53. Accoucha le 5 juin. Incisions aux lèvres. Eut une endométrite avec fièvre durant six jours. Température du cinquième jour 38,6°; le 15 juin, étant guérie, elle quitta l'asile.

№ 55. Accoucha le 11 juin et quitta l'asile le 19, ayant eu durant deux soirées une température de 39°, mais pas de localisation.

№ 56. Accoucha le 18 juin, pendant le développement de la maladie du № 54. Elle n'eut à subir aucune élévation de température, et put quitter l'asile le 26 juin, étant bien portante.

№ 57. Primipare, âgée de 28 ans. Accoucha le 24 juin. Contusions et déchirures de l'hymen et de l'entrée du vagin. Eut une endométrite et une paramétrite qui furent accompagnées d'une fièvre qui dura onze jours, pendant lesquels la température n'atteignit que deux fois (le 3me et le 9me jour) 40°. Cette élévation de température correspondit au développement de l'exsudat paramétrique. Elle quitta l'asile le 9 juillet, ayant un exsudat dur à droite, une température de 37,4° et un pouls de 80. Son état de santé en général était satisfaisant.

Après la sortie de cette malade l'asile fut, pour cause de réparation, fermé pour treize jours.

№ 107. *Endometritis gravis.* Primipare, âgée de 22 ans; accoucha le 22 décembre d'une fille dans la présentation de la première position de l'occipute. Durée des couches 27 heures 5 min. Déchirures du frein; contusions du vagin assez profondes, déchirures de l'orifice externe.

Dans la soirée un frisson. Fortes tranchées. Bonne contraction de l'utérus. Météorisme.

2me jour. Sensibilité de l'abdomen. Sortie de caillots de sang avec forte odeur. Huile de ricin. Trois selles.

3me jour. Les contusions sont grisâtres et par endroits gangréneuses. Les lochies sales, sanguinolentes, avec forte odeur.

4me jour. Gonflement des seins; Lochies avec forte odeur, riches en lambeaux de détritus et sales; Œdème du col grossi. Perméabilité du canal pour deux doigts. La muqueuse de l'utérus n'est pas unie et est couverte sur la paroi antérieure de petites rugosités. Injection d'une solution d'acide phénique dans la cavité de l'utérus.

5me jour. L'utérus est grand. La malade est apathique et a vers le soir un léger délire. Sa langue est sèche et d'une teinte brunâtre. Météorisme. Sensibilité du fond de l'utérus au toucher. Etat invariable pendant deux jours.

8me jour. Les lochies sont purulentes avec forte odeur; l'utérus atonique et grand; le météorisme diminue; l'état de santé en général s'améliore. Le délire a cessé. La langue est humide. Transpiration et diarrhée.

9me jour. Lochies fétides. Mal de tête.

10me jour. Lochies purulentes et fétides. Les contusions se sont nettoyées et les lambeaux gangréneux se sont détachés. Le canal du col de l'utérus est encore perméable. La cavité de la matrice assez grande. L'état de santé en général — satisfaisant. Se remettant de plus en plus, la malade resta à l'asile jusqu'au 15me jour lorsque, cédant à ses prières réitérées et au désir de ses parents, il lui fut permis de quitter l'asile dans l'état de santé suivant: Le fond de l'utérus est impalpable au-dessus de la symphyse. Les déchirures et les contusions se sont cicatrisées; les lochies sont blanches, peu abondantes et inodores. Antéversion de l'utérus, dont le col est bien formé et le canal imperméable pour un doigt. La température est élevée, mais l'état de santé en général est satisfaisant. On apprit que sept jours après la malade travaillait dans une fabrique.

COURS DE LA FIÈVRE.

Décembre.	Matin.		Soir.	
	Température.	Pouls.	Température.	Pouls.
22	37 °	80	39,9 °	96
23	40	110	40,1	116
24	39,6	108	39	106
25	36,4	98	40,1	118
26	39,6	110	40,4	120
27	40	120	40,5	126
28	39,5	116	40,3	124
29	39,5	106	39,3	104
30	39,3	104	39,5	106
31	39,5	100	39,5	102
Janvier				
1	39,9	102	39,5	100
2	39,7	100	38,9	98
3	38,6	96	39,4	100
4	38,7	90	38,8	90

En examinant l'exposé des maladies qui précédèrent les couches du № 107 nous trouvons que le № 104, qui accoucha le 14 décembre et quitta l'asile le 22 décembre; le № 105, qui accoucha le 14 et quitta l'asile le

21, et le № 106, qui accoucha le 18 et quitta l'asile le 24 décembre; toutes ces accouchées, durant le temps qu'elles passèrent à l'asile, n'eurent aucune élévation de température.

Après le cas de maladie du № 107, les six parturientes qui accouchèrent durant la période du 25 décembre au 13 janvier restèrent bien portantes, et que seulement le № 1, qui accoucha le 2 janvier 1876, eut, durant une journée, vers le soir du troisième jour, une élévation de température jusqu'à 38°.

Les aperçus que nous venons de donner sur la marche historique de diverses maladies montrent que les cas des affections morbides sporadiques d'un caractère grave et même les cas de septicémie qui se produisaient sans qu'on puisse les attribuer à la contagion (car les accouchées antérieurement installées restaient complètement bien portantes) se sont produits aussi dans nos asiles, dans lesquels les personnes qui suivent la marche de l'accouchement et de l'état des accouchées après la délivrance se trouvaient à leur tour dans une complète impossibilité d'apporter du dehors le venin contagieux, vu qu'elles demeurent dans l'asile même, restent sans communication aucune avec les autres maisons d'accouchement et, comme nous l'avons constaté chaque fois de la manière la plus scrupuleuse, n'avaient pas de pratiques particulières pendant les époques qui précédaient le développement des cas de graves affections morbides. *Il en résulte que la possibilité des cas de maladie après la délivrance par voie de contagion spontanée ne saurait être mise en doute et qu'elle se présente même très fréquemment.*

Le cas d'une endométrite diphthérique qui a été observée à l'asile de Tulew, chez une accouchée arrivée à l'asile atteinte d'une angine couenneuse, prouve encore que *le caractère de la contagion spontanée dépend aussi dans une certaine mesure de l'état de la femme enceinte et de l'accouchée, et que par conséquent la prédisposition à la contagion spontanée, prédisposition insaisissable pour la plupart du temps, gît dans l'organisme même de l'accouchée.*

Les aperçus en question nous prouvent encore que les cas morbides dus à la contagion spontanée qui se sont produits dans les conditions les plus variées pendant un espace de 4 ans et demi n'ont jamais donné lieu à la communication du venin à d'autres sujets et n'ont pas produit d'endémie dans les établissements, tandis que dans les cas où l'on pouvait constater ou du moins supposer avec une grande vraisemblance que le venin avait été apporté des grandes maisons d'accouchement, l'endémie se développait avec une rapidité extraordinaire.

Les comptes-rendus des 8 autres asiles signalent le même fait de la très grande rareté des endémies. En dehors des cas déjà mentionnés on n'en

constate que 4 sur 7,907 accouchements survenus depuis la fondation des
asiles, c'est-à-dire dans l'espace de 6 ans et demi. Ces cas se trouvent répartis comme suit: 2 cas se sont produits dans l'asile du quartier du
Vieux-Pétersbourg, le premier en février 1871 (deux accouchées mortes l'une
après l'autre) et le second en octobre 1872 (trois décès consécutifs), 1 cas
dans l'asile d'Okhta en novembre 1871 (deux décès consécutifs) et 1 cas dans
l'asile du quartier Souvorow en octobre 1875 (deux décès).

Les observations sur l'apparition et le développement des endémies
dans les grandes maisons d'accouchement prouvent ordinairement que les
premiers cas morbides se présentent d'une manière en apparence isolée;
après quelque temps les cas graves deviennent de plus en plus fréquents, la
communication du venin se fait de plus en plus aisément et l'endémie, em-
portant un nombre énorme de victimes, arrive au point culminant de son
développement, s'y maintient très longtemps et ne disparaît qu'après la clôture de l'établissement.

C'est sous cet aspect que se présentent à chaque observateur les cas
d'endémie après délivrance, et c'est précisément ainsi que décrit leur développement M. le docteur Hugenberger dans son excellent travail sur ce
sujet.

Si nous nous adressons à la pathologie expérimentale, nous y trouvons
les très intéressantes expériences de M. Davaine, confirmées par MM. Vulpian
et Carville *), et prouvant que le venin septique transporté d'un individu vivant à un autre devient *patent*, c'est-à-dire acquiert une grande force de
contagion. Quoique M. Raïevsky **), qui s'est livré à la vérification desdites
expériences, conteste leur exactitude et croit que M. Davaine a exagéré la
puissance du venin septique et que par conséquent ses déductions ne sont
pas exactes, cependant, pour confirmer ses objections M. Raïevsky n'a inoculé
le venin que jusqu'à la troisième génération et, contre sa volonté 2 expériences sur 5 qu'il a faites ont prouvé la justesse des déductions de M. Davaine.

En juxtaposant ces déductions de la pathologie expérimentale aux
observations faites dans nos asiles pour les accouchées, nous croyons ne
pas nous éloigner considérablement de la vérité en posant la proposition
suivante:

*Le venin septique chez les accouchées, pour être communiqué par la pre-
mière qui en a été atteinte par voie de contagion spontanée, exige des condi-*

---

*) Bull. de l'Acad. de méd. 1872, n° 32—38. 1873, n° 3—5.
**) Архивъ Ветерин. наукъ. Septembre 1873.

*tions et une faculté d'assimilation excessivement favorables. Ce même venin,
devenant plus potent aux contagions suivantes, se communique plus facilement
même dans des conditions moins favorables. Par conséquent, en évitant l'agglomération des accouchées dans un seul endroit,* et par suite de cela en diminuant
les conditions favorables à la transmission et à l'augmentation de la puissance
du venin, *on obtiendra toujours une diminution des cas morbides et des décès
et vice versa — le nombre des décès doit toujours s'accroître progressivement
dans les cas des agglomérations considérables des accouchées.*

Quoique, à l'époque de l'endémie qui a éclaté en avril 1874 dans l'a-
sile Narischkine, la malade № 43, tombée malade la seconde, s'est trouvée
guérie, et le même cas s'est répété à l'époque de l'endémie du mois de mars
1874 pour le № 26, qui tomba malade la dernière, ces deux cas ne
sauraient contredire notre déduction. Dans l'article traitant des soins donnés
aux accouchées nous avons parlé des mesures prises pour isoler les malades
dans les cas morbides de nature suspecte. La malade № 43 de l'année
1874 n'a pas été transportée dans la salle commune pendant 2 jours entiers,
en restant pendant ce temps dans la chambre de délivrance, et cependant
malgré son complet isolement elle a été grièvement atteinte. La malade
№ 26 de l'année 1874 n'a pas encore été dans la chambre de délivrance.
Elle a accouché dans la chambre de la sage-femme, ce qui ne l'a pas em-
pêchée d'y être atteinte grièvement. Ces deux cas confirment donc plutôt
notre proposition qu'ils ne la contredisent.

En outre de l'absence des endémies, les asiles, comparés aux grandes
maisons d'accouchement, présentent cette particularité que les cas sporadiques de graves affections morbides s'y produisent bien moins fréquemment.
Pendant les trois années 1870, 1871 et 1872, dans l'établissement de la
Maternité, en l'absence de toute endémie, il s'est produit 24°/₀ de cas morbides
graves, tandis que dans nos asiles, dans le courant de quatre ans et demi et
malgré deux endémies importées du dehors, le nombre de cas semblables
ne donna que 2,5 °/₀.

La forme et le cours des maladies graves ont été les mêmes que dans
les maisons d'accouchement. Nous avons eu 4 cas de septicémie aiguë, 1 cas
d'endométrite diphthérique, 2 péritonites septiques et 11 cas d'endométrites
graves compliqués de paramétrites. L'exposé historique de toutes ces maladies a été fait plus haut.

Après nous être convaincu que la mortalité dans les asiles pour les accouchées n'est pas soumise aux conditions de la transmission du venin d'une malade à l'autre, nous passons à la comparaison de cette mortalité avec la mortalité des autres établissements pour les accouchées de la ville de St-Pétersbourg

dans la période de temps examinée. Nous devons cependant constater avant tout que toutes les maisons d'accouchement de St-Pétersbourg luttent entre elles par l'excellence de leur installation et l'ordre exemplaire qui y règne. Les soins donnés aux accouchées y sont arrivés à toute la perfection possible. Dans la répartition des malades et dans les procédés employés pour les soins qu'on leur donne on s'attache avant tout à isoler les accouchées bien portantes des accouchées suspectes et malades, à écarter toute possibilité de la transmission du venin au moyen des instruments ou des mains, etc. Comme exemple, nous allons citer la manière de procéder adoptée par une des plus grandes maisons d'accouchement. La Maternité de la Maison Impériale des enfants trouvés dispose de moyens pécuniaires très considérables et il s'y fait plus de 1,800 accouchements par an. Cet établissement est installé dans un immense corps de logis nouvellement construit avec toutes les appropriations hygiéniques que peut fournir l'architecture et possède une section de réserve (Wechselhaus). Son plan est annexé à l'ouvrage de M. Lefort. Les deux étages supérieurs de l'édifice forment comme deux maisons d'accouchement distinctes, possédant chacune: *a*) deux chambres de délivrance, *b*) une section pour les accouchées inconditionnellement bien portantes et *c*) une section pour les accouchées suspectes. En outre dans un pavillon isolé se trouve *d*) un hôpital pour les accouchées tombées malades et enfin, dans un corps de logis entièrement séparé, se trouve installé un hôpital pour les malades atteintes de septicémie, de diphthérite et d'autres maladies rapidement contagieuses. Le compte-rendu pour l'année 1872 constate que les soins donnés aux accouchées sont réglés de la manière suivante:

«Depuis le moment de son entrée à l'établissement chaque accouchée recevait du linge, un lit et tous les autres objets nécessaires et on attachait à sa personne une élève sage-femme de la maison chargée de la soigner jusqu'au jour de sa sortie de l'établissement. Cependant comme un isolement complet présentait pour les élèves de nombreux inconvénients pratiques, vu que chacune d'elles était obligée de passer plusieurs nuits sans sommeil, ces élèves furent réparties en groupes de 4. Chaque groupe était chargé d'une chambre à 4 lits complètement isolés des autres. En outre, dans chaque groupe chaque élève ne donnait des soins qu'à l'accouchée confiée à sa garde, sans toucher les autres, et en cas de maladie passait à l'hôpital avec la malade. De cette manière tout un immense établissement était divisé en une multitude de petites sections à 4 lits chacune et, dans le cas du développement d'une endémie, celle-ci ne pouvait atteindre que 4 accouchées tout au plus. Pour mettre à exécution ce plan on a dû permettre aux élèves de la classe inférieure de procéder aux soins à donner aux enfants nouveaux-nés.

«On a veillé en outre avec le soin le plus minutieux au blanchissage du linge de lit et autre, à la désinfection des salles et des objets d'hôpital.

Les matelas en crin employés auparavant furent définitivement remplacés par des paillassons et des matelas bourrés de foin, dont le contenu était scrupuleusement brûlé après la sortie ou la mort d'une accouchée». *)

Ces procédés sévères d'isolement ont été adoptés vers la fin de 1872 après la grande endémie qui avait sévi vers cette époque. Le directeur de l'établissement, M. le professeur Krassovsky, qui a eu l'idée de ces réformes, à l'obligeance duquel je dois la communication des renseignements sur la Maternité pour les années 1873, 1874 et 1875, m'a affirmé que depuis lors il n'y a plus eu dans l'établissement aucun cas d'endémie.

En dehors des grandes maisons d'accouchement nous prendrons encore comme point de comparaison la section pour les accouchées annexée à l'hôpital municipal Kalinkovsky, affectée spécialement aux femmes atteintes de syphilis et surtout aux prostituées. Cette section possède 10 lits, il s'y fait jusqu'à 100 accouchements par an. Elle est installée dans un corps de logis entièrement séparé et, par son organisation et les procédés qu'on y emploie, ressemble à nos asiles pour les accouchées.

Les informations sur la mortalité durant les périodes pendant lesquelles les conditions sanitaires n'ont pas été publiées nous ont été communiquées par les administrations des maisons d'accouchement. Nous avons en outre sous la main plusieurs comptes-rendus imprimés.

Nous avons exclu à dessein de nos comparaisons la clinique de l'Académie de médecine et de chirurgie, car cet établissement se trouvant au centre d'un hôpital et servant spécialement à un but scientifique, se trouve placé dans de tout autres conditions que les établissements qui nous occupent. M. le professeur Krassovsky nous a communiqué que récemment les accouchées de la clinique ont été violemment atteintes de l'endémie de diphthérite. L'enquête faite à cette occasion a prouvé que cette époque coïncidait avec une endémie diphthérique qui avait éclaté dans la clinique voisine pour enfants, quoique cette dernière n'eût aucune communication avec la clinique pour les accouchées. Des cas de contagion de ce genre sont presque inévitables dans les cliniques et nous croyons par conséquent qu'elles ne peuvent pas servir de point de comparaison.

---

*) Медиц. отчетъ Родовсп. Завед. Императ. Восп. Дома за 1872 г., Д-ра Тарновскаго, pag. 92 et 93.

La mortalité des asiles Narischkine et Tulew s'exprime par les chiffres
suivants:

Nombre d'accouchements.		Mortalité.
1871	51	0
1872	124	1 (0,8 °/o)
1873	155	1 (0,6 °/o)
1874	254	3 (1,18 °/o)
1875	224	4 (1,78 °/o)
	808	9 (1,11 °/o)

Restent 8 asiles.

1869	246	3 (1,2 °/o)
1870	838	14 (1,67 °/o)
1871	1,001	11 (1,04 °/o)
1872	1,220	19 (1,56 °/o)
1873	1,321	12 (0,90 °/o)
1874	1,270	5 (0,40 °/o)
1875	1,203	7 (0,58 °/o)
	7,099	71 (1,00 °/o)

En étudiant ces chiffres il paraît que la déclaration de M. Veit *), qui
déclare que l'accroissement des chiffres des accouchées est toujours suivi de
la diminution de la proportion de la mortalité, se trouve aussi juste pour
nos asiles, mais pour bien élucider ce fait il faut se rappeler que sur la fin
de 1870 il n'y avait que 5 asiles, vers la fin de 1871 que 6, et que la to-
talité des 8 asiles n'existe que depuis la fin de l'année 1872. Il en résulte
que l'affaiblissement de la mortalité coïncide avec la réduction du chiffre
moyen des accouchées recueillies par chaque asile.

Le manque de temps nécessaire ne nous permettant point de recueillir
les données sur les décès à la suite d'accouchements qui se sont produits dans
les limites de la ville en dehors des maisons d'accouchement, nous nous permettrons de nous adresser pour les comparaisons nécessaires aux données
fournies par M. le docteur Hugenberger **). Nous croyons d'autant plus pouvoir
le faire que les conditions de climat et d'existence à St-Pétersbourg n'ont
pas changé depuis l'époque où il a recueilli ses données et que la mortalité à la suite de couches n'est pas subordonnée aux influences épidémiques.

---

*) Monatsschrift für Geburtskunde, 1865, Bd. 26, pag. 203.
**) Отчетъ С. Петербургск. Повив. Института, Д-ра Гугенбергера, pag. 195.

4*

D'après ses recherches la mortalité résultant de maladies contractées à la suite de couches monte à St-Pétersbourg, pour une période de 15 ans, à 0,66 %, ce qui donnerait 7 décès sur 1,000 accouchements.

Dans la section pour les accouchées de l'hôpital Kalinkovsky, la mortalité a été de

En	1870	sur	95	accouchées sont mortes	4 (4,21 %)
»	1871	»	106	»	»	»	0
»	1872	»	126	»	»	»	0
»	1873	»	77	»	»	»	2 (2,6 %)
»	1874	»	89	»	»	»	1 (1,1 %)
»	1875	»	91	»	»	»	0
			584				7 (1,2 %)

Dans la maison d'accouchement Mariinsky (période moyenne de 6 jours pour le séjour des accouchées bien portantes):

Du 30 avril 1870 au 1er janvier 1872 sur	450	accouchées sont mortes	9 (2, %)
en 1872	»	336	»	»	»	8 (2,3 %)
» 1873	»	356	»	»	»	11 (2,5 %)
» 1874	»	427	»	»	»	6 (1,4 %)
» 1875	»	382	»	»	»	6 (1,6 %)
Total		1,951				40 (2,04 %)

Nous avons puisé ces renseignements dans des tableaux officiels qui nous ont été obligeamment communiqués par le directeur de l'établissement, M. le professeur Horwitz, lequel nous a fait savoir que depuis la fondation de l'établissement qu'il dirige il n'y a pas eu un seul cas d'endémie considérable.

Dans l'Institut des sages-femmes (période moyenne de 6 jours pour le séjour des accouchées bien portantes):

En	1869	de	929	accouchées sont mortes	37 (4,6 %)
»	1870	»	961	»	»	»	21 (2,2 %)
»	1871	»	908	»	»	»	20 (2,2 %)
»	1872	»	1,000	»	»	»	24 (2,4 %)
»	1873	»	829	»	»	»	19 (2,3 %)
»	1874	»	644	»	»	»	16 (2,5 %)
»	1875	»	775	»	»	»	18 (2,3 %)
			6,046				155 (2,6 %)

Dans la Maternité (période moyenne de 6 jours pour le séjour des accouchées bien portantes) à partir du mois d'avril :

En 1870 de 1,759 accouchées sont mortes 65 (3,7 °/o)
  » 1871 » 1,999 » » » 98 (4,9 °oo)
  » 1872 » 2,070 » » » 68 (3,3 °/o)
  » 1873 » 1.919 » » » 119 (5,9 °/o)
  » 1874 » 2,333 » » » 60 (2,5 °/o)
  » 1875 » 2,186 » » » 76 (3,3 °/o)

Total 12,266   486 (4,0 °/°)

Quoique M. Lefort dise *) : « Les questions de population, de disposition architecturale, si importantes quand il s'agit d'hygiène hospitalière appliquée aux hôpitaux, perdent de leur importance (*non pas absolue, mais relative*) quand il s'agit de salles de femmes en couches, car ici les questions hygiéniques de propreté, de renouvellement de mobilier, d'isolement des malades, de précautions contre la contagion, l'emportent sur toutes les autres», et le prouve au moyen de données statistiques; mais ses chiffres pèchent cependant en ce qu'ils sont pris dans différentes localités, à des époques différentes, empruntés à des établissements les plus divers, y compris les cliniques, et datent de plus d'une époque à laquelle la conviction sur la transmission directe du venin septique n'était pas encore universellement établie et par conséquent les soins donnés aux accouchées dans ces divers établissements n'avaient pas encore partout le caractère rationnel exigé par la science contemporaine et par conséquent la transmission du venin d'une accouchée à une autre était parfaitement possible.

Nos chiffres, pris simultanément dans des établissements installés dans une seule et même localité, fonctionnant dans des conditions identiquement analogues de climat et d'existence, en présence des procédés qui tendent tous à un seul et même but, nous amènent à de tout autres conclusions. En exceptant les 4 premiers mois de 1873, pendant lesquels une violente endémie sévissait à l'établissement de la Maternité, nous avons obtenu le parallèle suivant :

Les accouchées en ville, délivrées et demeurant seules après les couches, fournissent un chiffre de mortalité donnant 0,66 °/o.

Les asiles pour accouchées et la section des accouchées de l'hôpital Kalinkovsky, établissements qui recueillent annuellement en moyenne environ

*) L. c. p. 77.

150 accouchées, avec une agglomération de 3 à 5 accouchées à la fois, fournissent un chiffre de mortalité de 1,11 °/o et 1,19 °/o.

La maison d'accouchement Mariinsky, recueillant en moyenne 366 accouchées avec des agglomérations de 10 à 15 femmes en couches à la fois, fournit une mortalité de 2,0 °/o.

L'Institut des sages-femmes, avec une moyenne annuelle de 932 accouchées et une agglomération de 30 à 40, donne une mortalité de 2,6 °/o.

Enfin l'établissement de la Maternité, avec une moyenne de 1,873 accouchées et des agglomérations de 70, fournit une mortalité de 3,66 °/o.

En conséquence et contrairement aux affirmations de M. Veit *), d'après lequel l'accumulation des accouchées affaiblit la proportion des décès, les chiffres que nous donnons prouvent exactement le contraire, à savoir: *que la mortalité des accouchées, indépendamment de leur prédisposition individuelle à la contagion spontanée, se trouvent encore en relation directe avec leur agglomération dans un seul endroit, même dans les cas d'élargissement du local occupé et de possibilité d'endémie complètement écartée au moyen de mesures rationnelles**).*

La mortalité dans les asiles Narischkine et Tulew répartie par saisons et par mois donne les chiffres suivants :

		Nombre des accouchées.	Cas de maladie.	Cas graves.	Décès.
Été.	Juin	65 (8 °/o)	10 (15,4 °/o)	1 (1,6 °/o)	»
	Juillet	65 (8 °/o)	10 (15,4 °/o)	—	»
	Août	75 (9,4 °/o)	9 (12 °/o)	—	»
	Total	205 (25,4 °/o)	29 (14,1 °/o)	1 (0,5 °/o)	»
Automne.	Septembre	62 (7,7 °/o)	18 (29 °/o)	1 (1,6 °/o)	1 (1,6 °/o)
	Octobre	81 (10,0 °/o)	24 (29,6 °/o)	3 (3,7 °/o)	2 (2,5 °/o)
	Novembre	85 (10,5 °/o)	19 (22,3 °/o)	1 (1,6 °/o)	— —
	Total	228 (28,2 °/o)	61 (22,3 °/o)	5 (2,2 °/o)	3 (1,3 °/o)
Hiver.	Décembre	75 (9,4 °/o)	28 (37,3 °/o)	2 (2,7 °/o)	— —
	Janvier	69 (8,5 °/o)	25 (36,3 °/o)	2 (2,9 °/o)	1 (1,4 °/o)
	Février	55 (6,8 °/o)	12 (21,8 °/o)	2 (3,6 °/o)	— —
	Total	199 (24,6 °/o)	65 (32,2 °/o)	6 (3,0 °/o)	1 (0,5 °/o)
Printemps.	Mars	59 (7,3 °/o)	26 (44 °/o)	4 (6,7 °/o)	2 (3,3 °/o)
	Avril	55 (6,8 °/o)	19 (34,6 °/o)	3 (5,5 °/o)	2 (3,6 °/o)
	Mai	62 (7,7 °/o)	10 (16,6 °/o)	1 (3,2 °/o)	1 (1,6 °/o)
	Total	176 (21,8 °/o)	55 (32,2 °/o)	8 (4,5 °/o)	5 (2,8 °/o)

*) Krankheit. der weibl. Geschlechtsorg. Erlangen, 1867, pag. 700.
**) Voir le tableau à la fin de l'ouvrage.

Il en résulte donc que les cas de maladie en général et de maladies graves en particulier se répartissent par saisons de la manière suivante : Les meilleurs résultats sont obtenus en été; viennent ensuite l'automne, l'hiver et enfin en dernier lieu le printemps. La mortalité présente un écart peu sensible: elle est plus considérable en automne qu'en hiver.

La loi de l'agrandissement progressif des cas de maladies graves se répète dans le même ordre pour les autres 8 asiles. Leur mortalité dans une période de six ans et demi se répartit comme suit:

		Nombre d'accouchements.	Mortalité.
Été.	Juin	530 (7,5 °/o)	7 (1,32 °/o)
	Juillet	553 (7,8 °/o)	3 (0,54 °/o)
	Août	595 (8,3 °/o)	1 (0,17 °/o)
	Total	1,678 (23,6 °/o)	11 (0,62 °/o)
Automne.	Septembre	587 (8,2 °/o)	6 (1,02 °/o)
	Octobre	695 (9,8 °/o)	5 (0,72 °/o)
	Novembre	553 (7,8 °/o)	5 (0,92 °/o)
	Total	1,835 (25,7 °/o)	16 (0,87 °/o)
Hiver.	Décembre	676 (9,57 °/o)	6 (0,89 °/o)
	Janvier	585 (8,2 °/o)	3 (0,51 °/o)
	Février	676 (9,5 °/o)	13 (1,92 °/o)
	Total	1,937 (27,3 °/o)	22 (1,10 °/o)
Printemps.	Mars	584 (8,2 °/o)	10 (1,71 °/o)
	Avril	538 (7.9 °/o)	9 (1,67 °/o)
	Mai	527 (7,4 °/o)	3 (0,57 °/o)
	Total	1,649 (23,2 °/o)	22 (1,33 °/o)

La différence entre la mortalité d'hiver dans nos asiles avec la mortalité des autres, vu l'insignifiance de notre chiffre, qui n'est que de 9 décès, ne peut pas être considérée comme une infraction à la loi de répartition de cas de maladies en général et des cas graves en particulier. En comparant cette dernière à la mortalité dans les autres asiles nous trouvons une conformité remarquable même par mois. Les chiffres fournis par nos deux asiles montrent que le minimum en quantité comme en qualité des cas de maladie tombe sur le mois d'août (12 cas de maladies légères et pas un seul cas de maladie grave), le *minimum* de la mortalité pour les autres asiles se trouve aussi placé au mois d'août. A partir de là les cas de maladie augmentent dans une proportion presque identique avec la mortalité des autres asiles. Le *maximum* des cas de maladie et de la mortalité pour tous ces établissements se montre au mois de mars, se maintient en avril et tombe ensuite rapidement au mois de mai. Quoique dans les 8 asiles le chiffre de la mortalité monte tout à coup en juin, ce chiffre est tout accidentel, car on constate dans ce mois un nombre considérable de *placenta praevia*, et d'opérations nécessitées par cette anomalie, dont trois ont eu pour issue la mort occasionnée par des maladies survenues à la suite des couches. En défalquant ces trois cas la mortalité tombe de 1,32 °/o à 0,7 °/o.

Cette coïncidence des chiffres des maladies et des décès dans différents établissements organisés sur un seul et même modèle doit avoir des raisons identiques. La durée déjà assez considérable de leur existence doit exclure toute influence accidentelle. On ne saurait aussi l'attribuer à une agglomération excessive des malades dans telle ou telle saison, car le nombre des accouchées se balance dans des limites presque identiques pour toutes ces saisons et au printemps il est même un peu moindre. Il serait aussi difficile de l'expliquer par l'influence de l'air froid, car les femmes arrivant dans l'asile bien portantes et, après la délivrance, se trouvant dans des appartements bien chauds et jouissant d'un repos complet, tombent néanmoins malades. Cela ne saurait aussi dépendre des moments d'endémie, car les endémies ont été presque inconnues dans nos établissements; il serait enfin impossible de l'expliquer par les influences épidémiques et les variations météorologiques, car il est prouvé depuis longtemps déjà que les formes puerpérales n'obéissent point aux influences de ce genre.

Les conditions climatériques de la Russie du Nord, et par conséquent de la ville de St-Pétersbourg, placent notre existence dans un certain cadre bien défini. Vers la fin de septembre arrivent les froids, qui augmentent progressivement et nous forcent de calfeutrer nos habitations, de poser des doubles croisées aux fenêtres de façon à empêcher presque entièrement l'entrée de l'air froid dans les chambres. Le court espace de temps pendant lequel on laisse ouverts les guichets ventilateurs ne saurait suffire pour le renouvellement de l'air. Les froids qui nous forcent à tenir nos habitations dans cet état durent ordinairement jusqu'à la fin de mars ou le commencement d'avril et vers la fin de ce mois se produit enfin la possibilité d'enlever les doubles croisées, d'ouvrir les fenêtres, de rétablir enfin la communication de nos habitations avec l'air libre.

La coïncidence frappante constatée entre l'augmentation du chiffre des cas de maladie et de la mortalité avec l'altération relative de l'air respiré à la suite de l'impossibilité de le renouveler en quantité voulue ainsi que la coïncidence du maximum des cas de maladies et de mort avec la période la plus reculée de l'époque du calfeutrage des chambres, qui se répètent constamment durant 6 ans et demi, nous donnent le droit d'admettre qu'il existe entre ces faits un rapport direct et de poser la proposition suivante :

L'état sanitaire des accouchées dans les asiles empire en rapport direct avec l'altération de l'air qu'elles respirent et l'impossibilité de le renouveler en quantité suffisante.

Il va sans dire que cette proposition, qui se rapporte aussi à tous les cas en général des maladies à la suite des couches, n'exclut point la possibilité de l'influence des causes d'un autre genre, telles que l'importation du venin du dehors, la formation du venin à la suite de l'extinction des forces, un état maladif général et une prédisposition particulière de l'organisme. Cependant notre proposition joue le rôle principal au milieu de toutes ces causes, surtout pour les accouchées soignées par la bienfaisance publique.

Pour les femmes qui accouchent chez elles la mortalité occasionnée par les maladies survenues à la suite des couches est égale au printemps et en hiver à 0,85 % et 0,79 %. En été et en automne elle donne les chiffres de 0,58 % et 0,64 %.

Dans la section des accouchées de l'hôpital Kalinkovsky le maximum de la mortalité a correspondu d'après M. Hugenberger, pendant une période de 15 ans, au mois de mars. Pour la période de temps que nous examinons 5 des 7 décès se sont produits en février et en mars. Le chiffre des femmes en couches recueillies varie selon les saisons d'une manière très insignifiante.

En étudiant les cas de maladies par saisons dans les grandes maisons d'accouchement de St-Pétersbourg, il nous faut, bien entendu, ne pas perdre de vue que la fréquente apparition des endémies dues à une transmission directe dans les établissements de cette catégorie doit nécessairement rendre moins évidentes les données numériques, qui ne sauraient être aussi convaincantes que dans nos asiles. Nous trouvons néanmoins ce qui suit:

Les 2,04 % de mortalité de la maison d'accouchement Mariinsky pour les 5 années et demie de son existence se répartissent un peu autrement que pour nos asiles, savoir:

En été	0,46 %
En automne	0,51 %
En hiver	0,41 %
Au printemps. . .	0,66 %
	2,04 %

Néanmoins le chiffre maximum de la mortalité coïncide avec le printemps. Dans cet établissement les mois les plus favorables sous le rapport sanitaire sont les mois de septembre et d'août et les moins favorables — ceux d'octobre et de mars.

Dans l'Institut des sages-femmes le compte-rendu de M. le docteur Hugenberger constate que pendant une période de 15 ans la plupart des endémies éclataient au mois de mars et l'état sanitaire le plus satisfaisant a toujours coïncidé pendant cette période avec la saison d'été, à de très rares exceptions près.

Dans la période de temps qui nous occupe, d'après les chiffres que nous possédons pour les années 1868, 1869, 1870 et 1871, nous trouvons que les 3,4 % en général de mortalité se décomposent par saisons de la manière suivante:

En été . . . . 0,4 %
En automne . . . . 0,7 %
En hiver . . . . . . 0,8 %
Au printemps . . . 1,5 %

Le nombre des décès en mars est de 26, ce qui est le chiffre *maximum* par rapport aux autres mois. En juillet et août il y a 5 cas de décès, ce qui est le *minimum*. Les chiffres des femmes en couches recueillies varient peu selon les saisons; au printemps ils sont un peu moindres que dans les autres saisons.

Dans l'établissement de la Maternité, pour une période de temps qui court depuis 1840 jusqu'à 1871, le *minimum* de la mortalité se produit en automne et en été (814 décès) et le *maximum* en hiver et au printemps (1,146 décès) *). Le chiffre le moins considérable des décès se trouve être au mois d'août, qui donne pour toute cette période de temps seulement 84 décès, et, quoique le mois le plus néfaste sous le rapport de la mortalité se trouve être le mois de juin, nous voyons par le compte-rendu de M. le docteur Bidder que cela dépend du chiffre considérable des décès qui se sont produits pendant six années, ce qui peut très bien être occasionné dans une maison d'accouchement par des endémies. En défalquant ces six années nous verrons que la mortalité du mois de juin décroît considérablement par rapport aux mois du printemps. Le mois de mars donne ici encore le chiffre de 209 décès, c'est-à-dire se classe parmi les mois les plus néfastes. Dans la pé-

---

*) Отчетъ Родовсп. Завед. Императ. Восп. дома за 1870 и 1871 г. Бидера и Сутугина, page 4, tableau № 2.

riode qui nous occupe les 4,1 % des décès à la Maternité se répartissent comme suit:

Eté . . . . 0,6 %

Automne . . . . . 0,9 %

Hiver . . . . . . 1,1 %

Printemps . . . . 1,4 %

Il y a eu 52 décès au mois de mars, ce qui est le chiffre *maximum* par rapport aux autres mois. En août le chiffre des décès descend à 11, ce qui est le *minimum*. Pour ce qui est du chiffre des femmes en couches admises dans l'établissement, ici encore il ne varie par saison que d'une manière très insignifiante et se trouve un peu moindre au printemps qu'en hiver et en été. Nous trouvons pour St-Pétersbourg un rapport parfaitement identique entre les cas de maladie et les décès par saisons pour toutes les maladies ayant le caractère d'affections fébriles aiguës et contagieuses.

Quel est donc cependant la cause de l'altération de l'air dans les établissements d'accouchement qui admettent simultanément un nombre plus ou moins considérable de femmes en couches?

Sans avoir la prétention de donner une réponse décisive à cette question, nous prenons cependant la hardiesse d'émettre quelques considérations qui nous paraissent pouvoir indiquer la voie véritable. L'illustre créateur de la science chirurgicale russe, M. Pirogow, dit à la première page de son traité sur la chirurgie militaire de campagne: «Les blessés portent dans leurs lésions des virus animaux et des matières contagieuses toujours prêts à se développer, et rien ne contribue à ce développement autant que l'agglomération des blessés à un seul endroit.» Comme preuve éclatante de cette proposition, M. Pirogow cite ce fait que des 200 malades opérés à la campagne pas un seul n'a été atteint d'affections putrides et autres d'un caractère analogue.

Les femmes accouchées portent en elles un virus du même genre qui a pour source les sécrétions de la surface muqueuse de la matrice. M. d'Espine *), qui a expérimenté l'effet des injections sous-cutanées des lochies sur les lapins a constaté que les lochies du troisième jour prises même chez une accouchée tout à fait bien portante produisent chez les animaux l'effet d'un empoisonnement putride. Chaque médecin-accoucheur sait que les lochies ont une odeur particulière et caractéristique à laquelle un observateur sagace reconnaît la présence dans la maison d'une accouchée avant même de l'avoir aperçue. Quoique d'après la majorité des explorateurs de la question le venin septique soit dénué de propriétes volatiles,

-----

*) Archives générales de Médecine. Février, p. 175, etc.

M. O. Weber *) a cependant réussi à prouver que les injections de sulfate d'hydrogène produisent des accès analogues à ceux de l'empoisonnement putride et M. Tirsch **) admet même la possibilité de la présence dans l'air des atomes du venin putride non volatilisé. Si nous revenons aux déductions de M. Davaine relatives à l'accroissement progressif de la puissance d'action du venin putride en nous rappelant que l'aspiration des matières putrides peut produire des phénomènes morbides très graves et très dangereux, nous comprendrons facilement que l'impossibilité presque complète de renouveler l'air à l'époque du calfeutrage des salles d'accouchement favorise l'expansion des principes contagieux dans l'air de ces salles, que l'altération de cet air arrive graduellement à son maximum à l'époque la plus éloignée du jour où les salles se sont trouvées calfeutrées pour la première fois, que l'agglomération des accouchées vicie plus rapidement l'air des salles et favorise la fréquence des cas de maladie et de décès en dehors de toute transmission du venin au moyen d'instruments, d'attouchements manuels et autres voies d'infection directe, en dehors enfin des endémies.

Certaines particularités des causes de l'apparition des cas de maladies graves, en comparaison des maisons d'accouchement, confirment encore la justesse des propositions qui précèdent.

Tableau № 5.

DE LA RÉPARTITION DES CAS DE MALADIE ET DE DÉCÈS D'APRÈS LE NOMBRE DES ACCOUCHEMENTS.

Nombre des couches faites par l'accouchée.	Total des accouchées.	Chiffre des bien portantes.	Cas de maladies bénins.	%	Cas de maladies graves.	%	Décès.	%	Observations.
I	240	138	94	39,1	8	3,3	2	0,83	1 morte sur 120
II	201	147	49	—	5	—	3	—	1 morte sur 67
III	111	93	16	—	2	—	2	—	1 morte sur 55
IV	88	75	13	—	—	—	—	—	»
V	46	38	6	—	2	—	2	—	1 morte sur 23
VI	44	41	3	—	—	—	—	—	»
VII	32	27	3	—	2	—	—	—	»
VIII	15	13	2	—	—	—	—	—	»
IX	13	12	1	—	—	—	—	—	»
X et plus	18	14	3	—	1	—	—	—	»
Total d'accouchements multiples.	568	460	96	16,9	12	2,1	7	1,23	1 morte sur 81

*) Deutsche Klinik, N° 48—51, 1865: Experimentale Studien über Pyaemie, Septikaemie und Fieber.

**) Hemmer, Experim. Studien über die Wirkung faulender Stoffe auf den Organismus, 1866.

Nous donnons dans ce tableau les couches prématurées ainsi que les couches à terme voulu, vu que trois accouchées avant terme tombées grièvement malades et mortes à la suite des couches ne présentaient aucuns symptômes autres que ceux des maladies résultant des couches. Le tableau montre que le nombre des femmes malades à la suite des premières couches est $2^1/_2$ fois plus considérable que celui des femmes ayant accouché plusieurs fois. Le nombre des maladies sérieuses est $1^1/_2$ fois plus considérable parmi les primipares que parmi les multipares; mais le nombre des décès est $1^1/_2$ fois plus considérable parmi les multipares que parmi les primipares. Cette loi est en contradiction patente avec les résultats obtenus dans nos grandes maisons d'accouchement (voir MM. Hugenberger, Soutouguine et Tarnovsky), dans lesquels les cas des maladies graves chez les femmes en premières couches sont trois fois plus fréquents que chez les femmes ayant accouché plusieurs fois, et les décès sont deux fois plus nombreux pour les premières que pour les secondes. Il y a le même désaccord avec les résultats obtenus dans les autres pays de l'Europe (voir MM. Kiewisch, Duncan, Wienkel, etc.).

Si nous déduisons du nombre des décès trois multipares dont la maladie a été occasionnée par un venin importé du dehors, nous trouverons encore que la mortalité chez les femmes ayant fait des couches multiples est de 0,87 %, ce qui est presque le chiffre que donnent les femmes en premières couches.

Dans les huit autres asiles, la mortalité pour les femmes en premières couches est de 0,75 % et pour les femmes ayant fait des couches multiples — de 1,2 %, ce qui est encore une fois moindre que les chiffres donnés par les maisons d'accouchement, à l'exception des chiffres obtenus par Hecker *) (5,6 % pour les femmes en premières couches et 4,6 % pour les femmes ayant fait des couches multiples).

Une maison d'accouchement qui contient simultanément un grand nombre de femmes en couches sert de vaste laboratoire à la préparation et à l'augmentation de puissance du venin. Une affluence constante des accouchées rend impossible l'aération et la désinfection simultanée de l'air dans tout l'établissement et les aérations partielles des différentes sections ne mènent absolument à rien, car l'air reste toujours le même. On comprend que l'atmosphère d'un tel établissement doit être plus saturée d'atomes contagieux que l'air d'un établissement contenant un nombre moindre d'accouchées. Dans les établissements à 3 lits seulement, dans lesquels, en outre du nombre peu considérable des sources d'infection, on a le moyen d'aérer même

---

*) Klinik der Geburts-Kunde, Bd. I. 1861, pag. 226.

en hiver tout le local en suspendant pour deux ou trois jours l'admission des femmes en couches, le degré de cette saturation arrive à son *minimum*.

Nous savons que dans tous les cas d'empoisonnement la force de l'action toxique correspond toujours à la dose du poison introduit dans l'organisme. Nous savons en outre que l'introduction du venin putride exige encore d'autres conditions concourant à sa pénétration dans l'organisme, et que parmi ces conditions un rôle très-important est dévolu à une certaine pression sur le liquide putride (expériences de M. Busch). Les femmes en premières couches ont pour la plupart du temps des plaies aux organes extérieurs de la génération, mais la contractibilité de la matrice est plus forte chez elles que chez les femmes ayant fait des couches multiples. Ces deux conditions mettent une femme en premières couches dans la position suivante : La surface de la plaie se trouvant en contact permanent avec l'air qui l'entoure a plus de prédisposition à absorber le venin que la surface des plaies situées profondément, ce qui occasionne des cas de maladie plus fréquents, mais comme la pression est moindre à la surface, les maladies graves et les cas de mort doivent être moins nombreux. Pour l'absorption du venin qui a pu toucher une plaie plus profondément située, la grande contractibilité de la matrice chez les femmes en premières couches exige un accroissement de pression sur le liquide empoisonné. Cette circonstance, en compliquant les conditions de l'absorption, diminue le chiffre des cas de maladies graves chez les femmes en premières couches et égalise le chiffre de la mortalité chez ces dernières avec le chiffre de la mortalité chez les femmes à couches multiples. Comme on peut le constater par la table que nous donnons, on observe tous ces phénomènes dans nos asiles, dans lesquels, à la suite d'une agglomération bien moindre des accouchées et des facilités d'aération, le venin putride rencontre bien moins de possibilité de concentration que dans les grandes maisons d'accouchement, par suite de quoi les femmes en premières couches recueillies dans nos asiles tombent bien moins fréquemment grièvement malades que dans les grandes maisons d'accouchement.

De toutes ces considérations il appert encore que les lésions des organes extérieurs de la génération doivent donner un chiffre bien moindre de cas de maladies graves et de décès dans les cas d'une agglomération moindre de femmes en couches dans un seul et même local. Par rapport à l'issue des opérations et aux suites des lésions artificielles ou naturelles qui se produisent pendant le travail d'enfant, nous voyons que ce résultat se confirme de la manière la plus positive : de 20 accouchées atteintes de maladies graves il n'y a eu que chez 5 des lésions plus ou moins sérieuses des organes extérieurs de la génération, et de 9 mortes il n'y en a eu qu'une seule chez laquelle on constata des lésions de ce genre. Pour ce qui est de l'issue des opérations, nous en avons parlé plus haut, et nous avons vu alors que les opérations à l'aide des instruments chez les femmes en premières couches, qui entraînent un nombre considérable de meurtrissures des organes extérieurs de la génération, n'ont pas amené chez nous de maladies puerpérales graves.

Quoique l'absence complète des endémies dans nos asiles donne une importance assez grande à l'analyse des causes qui engendrent les cas de maladies graves à la suite des couches, cependant, comme nous n'avons pu jusqu'ici nous procurer des comptes-rendus complets que pour les maisons d'accouchement dans lesquelles les endémies, quoique parfois peu violentes, forment un phénomène habituel et que leur influence peut embrouiller considérablement l'appréciation des causes, nous nous abstiendrons, en présence des chiffres peu nombreux que nous avons sous la main, de toute élaboration de cette question intéressante en la réservant à l'avenir, pour l'époque où des asiles organisés avec toute la perfection voulue accumuleront des matériaux dûment élaborés. C'est en vue de cet avenir que nous croyons utile de mentionner encore quelques données numériques relatives à la question de l'influence de la durée du travail d'enfant, de l'âge des accouchées, des couches prématurées et sur les maladies à la suite des couches.

Tableau № 6.

CAS DE MALADIES ET DE DÉCÈS DANS LEUR RAPPORT A LA DURÉE DES COUCHES.

Durée du travail d'enfant.	Somme.	De tous les cas de maladie.	Maladies peu graves.	Maladies graves.	Décès.	1 morte sur :	Total des femmes en premières couches.	De tous les cas de maladie.	Maladies peu graves.	Maladies graves.	Décès.	1 morte sur :	Total des femmes à couches multiples.	De tous les cas de maladie.	Maladies peu graves.	Maladies graves.	Décès.	1 morte sur :
de 1 à 5 heures.	91	22	21	1	1	91	13	4	4	—	—	—	76	18	17	1	1	76
de 6 à 10 heures.	219	44	41	3	1	219	34	12	12	—	—	—	187	31	29	2	1	187
de 11 à 20 heures.	331	78	72	6	1	331	110	38	36	2	—	—	221	38	35	3	1	221
de 21 à 30 heures.	91	36	33	3	2	45,5	40	26	24	2	1	40	•51	12	10	2	1	51
de 31 à 50 heures.	42	20	14	6	3	14	23	13	9	4	1	23	19	8	5	3	2	95
de 50 à x heures.	21	8	7	1	1	21	14	7	7	—	—	—	7	1	—	1	1	7
Nombre d'heures indéterminé	13	2	2	—	—	—	6	2	2	—	—	—	7	—	—	—	—	—

Tableau № 7.

CAS DE MALADIE ET DÉCÈS DANS LES COUCHES A TERME ET LES COUCHES
PRÉMATURÉES.

	Total des accouchées.	Bien portantes.	Accouchées malades.	%	Maladies peu graves.	%	Maladies graves.	%	Décès dans l'asile.	Décès à l'hôpital.	% de mortalité en général.	Décès de maladies à la suite des couches.
Couches à terme . . .	751	555	196	26,1	179	25,2	17	2,3	—	6	--	0,8%/o
Couches prématurées .	51	37	14	27,4	11	21,6	3	5,9	2	1	—	0,9%/o
Fausses couches . . .	6	6	—	—	—	—	—	—	—	—	—	—
Total . . .	808	598	210	26	190	23,5	20	2,5	2	7	—	1,1%/o

Tableau № 8.

MALADIES ET DÉCÈS RELATIVEMENT A L'AGE DES ACCOUCHÉES.

A G E.	Maladies légères.				Maladies graves.				Décès.			
	Primipares.	%	Multipares.	%	Primipares.	%	Multipares.	%	Primipares.	%	Multipares.	%
De 16 à 18	8	47	—	—	1	6	—	—	1	6	—	—
» 19 » 25	63	38,7	48	24,4	5	3	2	10,5	—	—	2	10,4
» 26 » 30	14	34	16	8,8	1	2,5	5	2,6	1	2,4	3	1,6
» 31 » 35	7	87	17	17,9	—	—	2	2	—	—	—	—
» 36 » 40	1	25	13	15,3	1	25	3	3,4	—	—	2	2,3
plus de 41	1	100	2	16,6	—	—	—	—	—	—	—	—

Nous avons terminé notre description du fonctionnement des petits asiles pour les femmes en couches créés à St-Pétersbourg à titre d'expérience.
Plus de 8,000 accouchées qui, dans une période de six ans et demi de l'exis-

tence 'de ces quelques asiles, y ont trouvé aide et assistance, suffiront amplement pour prouver l'opportunité des établissements de ce genre, et montrent qu'en augmentant le nombre de ces asiles on peut arriver à satisfaire aux nécessités de toutes les accouchées pauvres, même dans les grandes villes.

Il ne nous reste plus qu'à résumer les propositions générales qui découlent de ce travail en faveur des petits asiles d'accouchement. Ces propositions se réduisent à ce qui va suivre :

Dans les petits asiles d'accouchement les cas d'endémie ne se produisent presque jamais. Ce n'est pas tout encore. En admettant même qu'une endémie puisse éclater dans un des asiles, soit par suite d'importation du dehors, soit par suite de contagion spontanée d'une des accouchées recueillies dans l'asile , cette endémie ne peut pas avoir une influence aussi néfaste que celles qui éclatent dans les grandes maisons d'accouchement. Il est toujours facile de fermer un petit asile, de l'aérer complètement et de le rendre de nouveau à de bonnes conditions sanitaires. Il s'ensuit que dans cet asile le nombre des victimes d'une endémie ne dépassera jamais le chiffre de 3 ou 4. Dans les grandes maisons d'accouchement il est bien plus difficile de recourir à cette mesure radicale, car la ferme d'un de ces établissements, d'aussi courte durée qu'elle soit, priverait toujours d'asile un nombre considérable de femmes en couches pauvres, ce qui peut augmenter le chiffre des couches dans la rue, qui produisent un mauvais effet sur la morale publique et qui amènent très-souvent la mort des accouchées.

Les données que nous avons présentées nous ont amené à la conviction que *la marche des maladies à la suite des couches, la mortalité des accouchées et les résultats des opérations accomplies dans les petits asiles sont, même en faisant abstraction des cas d'endémies, plus favorables que dans les grandes maisons d'accouchement.* Nous avons pu nous convaincre que 160 accouchées sont redevables de leur vie exclusivement à la création de petits asiles. Comme dans les grandes maisons d'accouchement la moyenne de la mortalité est de 3,2 %, il en résulte que sur 7,907 accouchées il devrait y avoir 240 cas de mort, tandis qu'en réalité il n'y en a eu que 80. Il serait cependant de mauvaise foi de notre part en parlant de la mortalité *en général* dans les grandes maisons d'accouchement, de ne pas constater qu'en *particulier* l'issue des maladies graves y est plus favorable que dans les asiles municipaux. On le comprendra sans peine si on veut bien se rappeler qu'il existe dans les grandes maisons d'accouchement des sections entières pour les malades grièvement atteintes qui s'y trouvent confiées aux soins de médecins-spécialistes, tandis que les malades sérieusement atteintes des asiles sont expédiées dans les hôpitaux et confiées aux soins des médecins ordinaires. Il est constant cependant que le nombre considérable des guérisons de malades grièvement atteintes n'a pas diminué le chiffre de la mortalité relative dans les grandes maisons d'accouchement.

Le bon marché relatif de l'entretien des petits asiles plaide aussi en leur faveur. Il résulte en effet des chiffres que nous avons donnés plus haut que, dans un asile, même si le local n'en est pas gratuit, chaque accouchée revient à 12 roubles au plus, ce qui est d'un bon marché frappant en comparaison des grandes maisons d'accouchement, dans lesquelles chaque accouchée revient à 19 — 22 roubles, sans compter le local, dont la création demande des dépenses énormes. Nous sommes loin d'adopter comme normal le prix de revient actuel des asiles. Nous savons au contraire que plusieurs de ces établissements souffrent du manque d'un local convenable, que le travail de leur personnel est très insuffisamment rétribué, mais nous n'avons aucun doute sur ce que la moitié du prix de la création des grandes maisons d'accouchement et de leur budget annuel aurait suffi à la création et à l'entretien d'un nombre de petits asiles suffisant à rendre les mêmes services que les grandes maisons d'accouchement existant à St-Pétersbourg, tout en diminuant de beaucoup la mortalité des accouchées.

De petits asiles d'accouchement disséminés dans une ville à des distances peu considérables l'un de l'autre et munis d'enseignes reconnaissables, peuvent fournir bien plus promptement que les grandes maisons d'accouchement des secours à l'accouchée, même dans le cas où elle est peu familière avec le plan de la ville, surtout en présence des cas très fréquents du manque de place libre dans telle ou telle grande maison, ce qui force de renvoyer la femme en couches à un autre établissement du même genre. Une femme qui sent approcher ses couches cherche ordinairement un asile au moment où le travail d'enfant est déjà commencé et quand elle ne peut plus par conséquent perdre une seule minute, et cependant c'est dans un tel moment qu'on se voit réduit à perdre des heures entières à la transporter dans la maison d'accouchement la plus proche, située quelquefois fort loin encore de son logis. Ce transport fait une torture de ce qui devrait être un bienfait et aboutit assez souvent à des couches en pleine rue.

Tout ce que nous venons de dire nous donne la hardiesse d'affirmer que le problème de l'organisation la plus satisfaisante des établissements pour les femmes en couches trouve une solution fort satisfaisante dans le système des petits asiles à l'instar de ceux organisés à St-Pétersbourg. Une expérience de six ans prouve d'une manière brillante la justesse de cette opinion.

Cela nous amène à appeler de tous nos vœux sur cette institution bienfaisante et sur les services qu'elle rend une attention plus grande que celle qui lui est accordée actuellement. Nous désirons encore que ces asiles urbains, entretenus pour la plupart au moyen de dons particuliers, et dont l'existence dépend par conséquent du caprice des donataires, se trouvent transformés dans un avenir aussi peu éloigné que possible en établissements indépendants ayant des ressources garanties par l'administration et la société. Avec une telle garantie et un nombre suffisant d'asiles, ces établissements finiront sûrement par prendre la place des grandes maisons d'accouchement, devenues inutiles.

Nous prévoyons qu'on nous objectera que cette substitution ôtera à la science de l'accouchement la possibilité d'exploiter les matériaux cliniques qui lui sont nécessaires et que les sages-femmes n'auront plus où faire les études nécessaires à leur profession.

Ne pouvant pas nous appuyer sur l'expérience et sur des faits acquis, nous ne pouvons pas, quant à présent, répondre d'une manière décisive à cette objection, mais nous croyons que les services des petits asiles écarteront complètement cette difficulté. Nous en sommes si bien convaincus que nous nous hasardons même à tracer les lignes générales du plan que devrait suivre l'organisation des études et de l'enseignement de la science d'obstétrique.

Comme il ne sera pas difficile de trouver un local pour les leçons théoriques, nous passons immédiatement au côté pratique de la question.

Pour bien familiariser les élèves avec la pratique il suffira de les répartir en groupes d'après leur résidence et de faire travailler chaque groupe, fort, approximativement, de 12 élèves, dans l'asile le plus proche, sous la direction de l'accoucheur et de la sage-femme de cet asile. A mesure de l'arrivée des accouchées chaque élève serait attachée à son tour à l'une d'elles. De cette manière, après avoir assisté aux couches et appliquant ses connaissances théoriques au travail de délivrance, l'élève continuerait à soigner l'accouchée jusqu'à sa sortie, sans toucher aux autres parturientes soignées par ses compagnes.

Les résultats favorables obtenus dans les asiles d'accouchement resteraient dans ce cas intacts, car ce système écarterait toute possibilité de contagion d'une accouchée par une autre.

En adoptant le chiffre 12 pour chaque groupe d'élèves attachées à un asile et en prenant pour moyenne annuelle d'accouchements le chiffre de 120 par établissement, chaque élève aura assisté et soigné 10 accouchées par an, tandis que les grandes maisons d'accouchement lancent dans la pratique des élèves qui n'ont assisté et soigné que 7, 6 et même quelquefois 5 accouchées. Il eu résulte que dans le premier de ces deux cas une élève sage-femme pourra toujours mieux faire connaissance avec la pratique de son art.

Il ne faut pas encore perdre de vue que le nombre restreint des élèves permettra de les mieux diriger, de sorte qu'elles sortiront bien mieux préparées de la nouvelle école.

En outre, une élève sage-femme, travaillant dans un petit local dénué de toutes les appropriations qu'on trouve dans les grandes et opulentes maisons d'accouchement, s'habituera à se passer de toutes ces appropriations et se rapprochera bien plus des procédés qu'elle sera obligée d'employer pour la plupart du temps ensuite. Elle deviendra plus pratique, ce qui n'est pas d'une mince importance !

L'organisation que nous venons d'ébaucher pourrait se faire à peu de frais. Elle serait complètement couverte par les inscriptions annuelles des élèves sages-femmes qui entrent dans les grandes maisons d'accouchement. Le montant de ces inscriptions servirait encore à augmenter la rétribution du personnel qui guiderait les occupations pratiques des élèves, ce qui compliquerait les fonctions de ce personnel. On puiserait à la même source la rétribution du personnel enseignant la théorie.

Pour ce qui est de la question de l'exploitation de matériaux cliniques, elle ne saurait aussi présenter aucune difficulté. Nous avons vu que même à l'heure qu'il est on a pu garder dans les asiles les malades légèrement atteintes sans nuire aux résultats favorables du fonctionnement desdits asiles. Il reste par conséquent à faciliter les moyens de transport des malades grièvement atteintes, en créant quelques voitures construites spécialement dans ce but et à placer les malades amenées dans les hôpitaux dans des salles spécialement destinées à cet usage et dirigés par des médecins spéciaux. Cela suffirait à maintenir la possibilité d'un examen rationnel et irréprochablement scientifique des malades. Il ne serait nullement difficile d'arriver à une telle organisation.

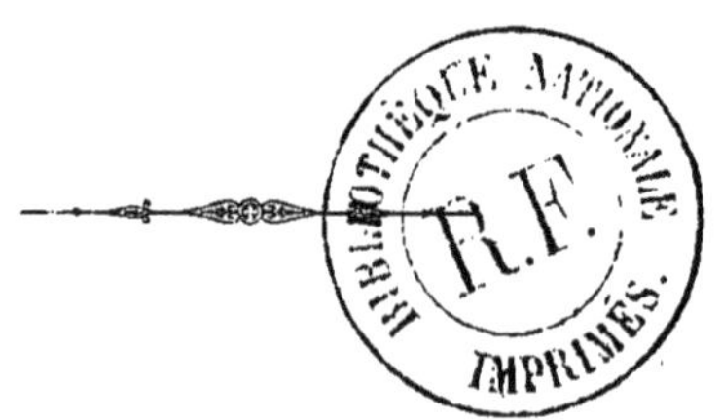

ERRATA.

Iʳᵉ partie, page 19, 7ᵉ ligne, au lieu de vésicule gonflée, il faut lire : *poche gonflée.*
IIᵉ   »   »   1, 17ᵉ   »   »   »   » conditions normales,   »   »   *conditions favorables.*

Asile de Narichkine
A.
La cour
i   k l
g   f   e
b
d
c
a
7,47. m.   2,84, m.
5,60. m.
La rue
La hauteur 58. m
B.
La rue
4,80. m.   2,22. m.
4,44 m.
b   c   d
f
a   e
g
h   i i
La cour   La hauteur 3.86.

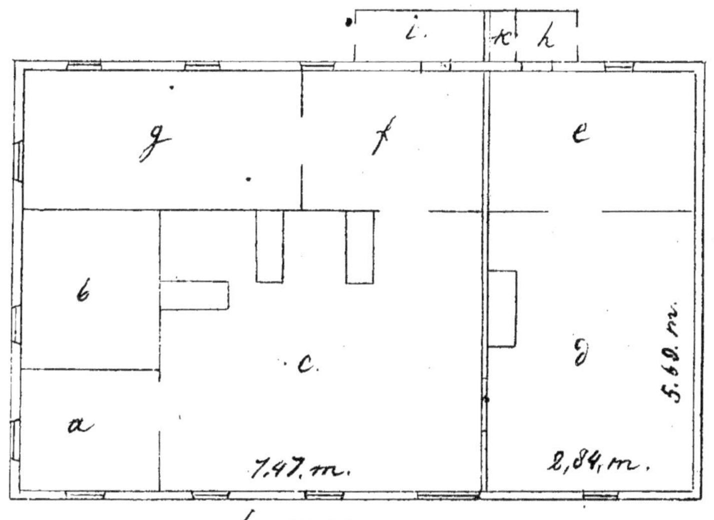

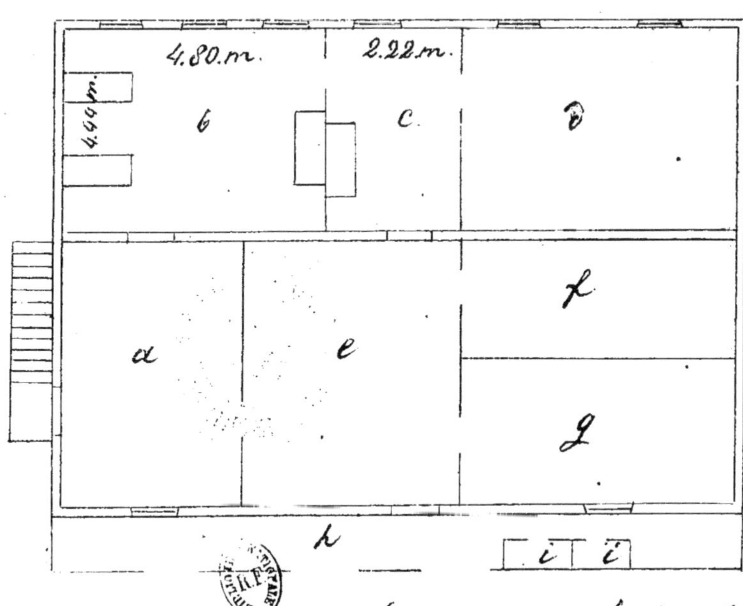

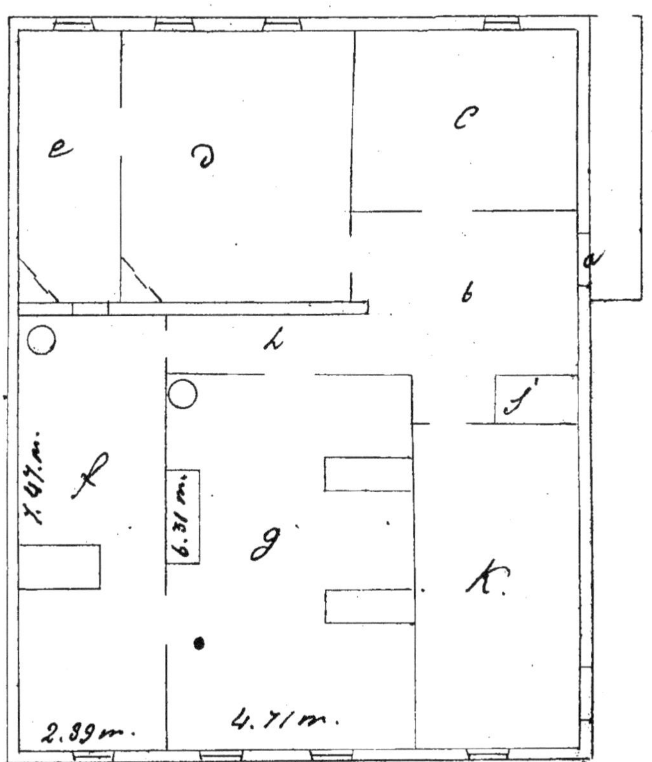

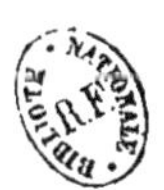

BIBLIOTHÈQUE NATIONALE R.F.

Asile de Julieff
la cour
la rue
C.
C
D
3. m
C.
4.35 m.
F
B.
6.74 m.
G
A
5.33 m.
H.
La hauteur = 3.80 n

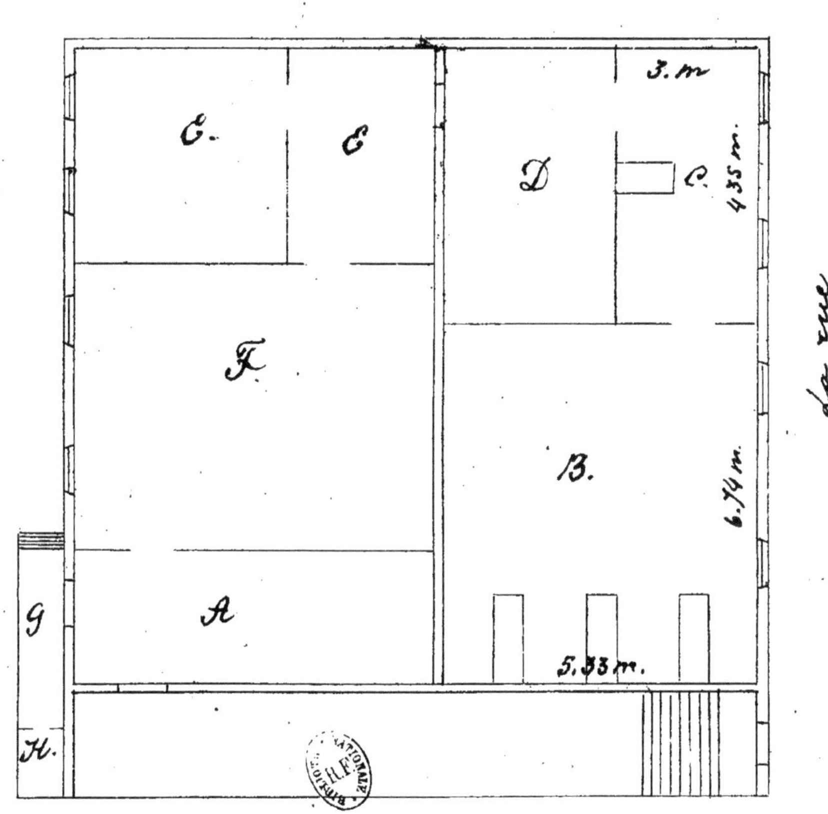

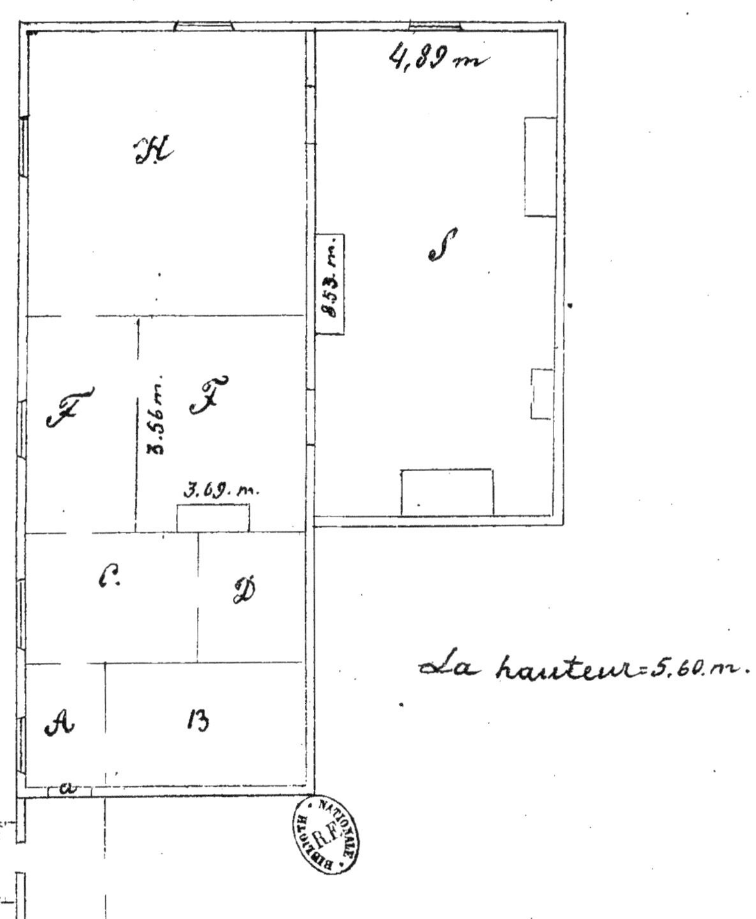

Asile du quartier de Kolomna
La rue
4,89 m
8,53 m.
3,56 m.
3,69. m.
K
S
F
F
C.
D
A
B
a
La hauteur = 5,60 m.

Asile du quartier Rojdestwensky

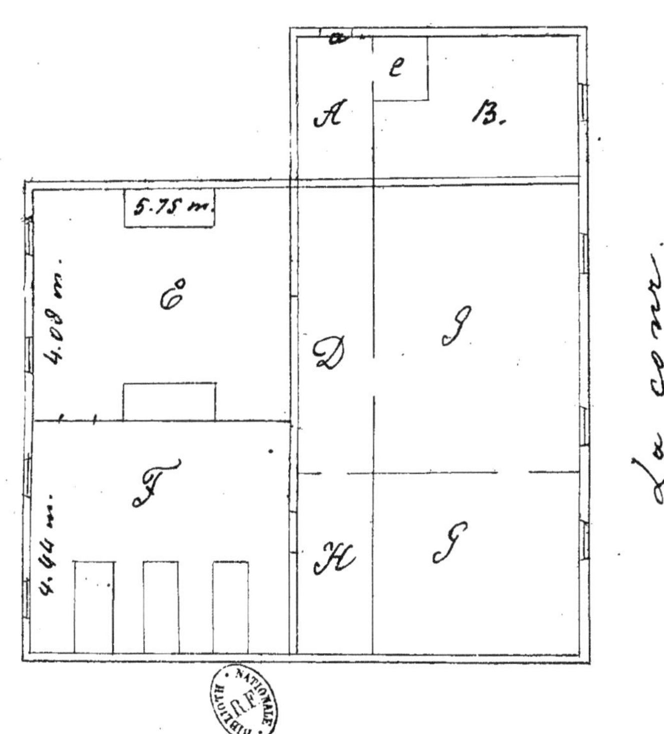

Asile du Vieux-Petersbourg

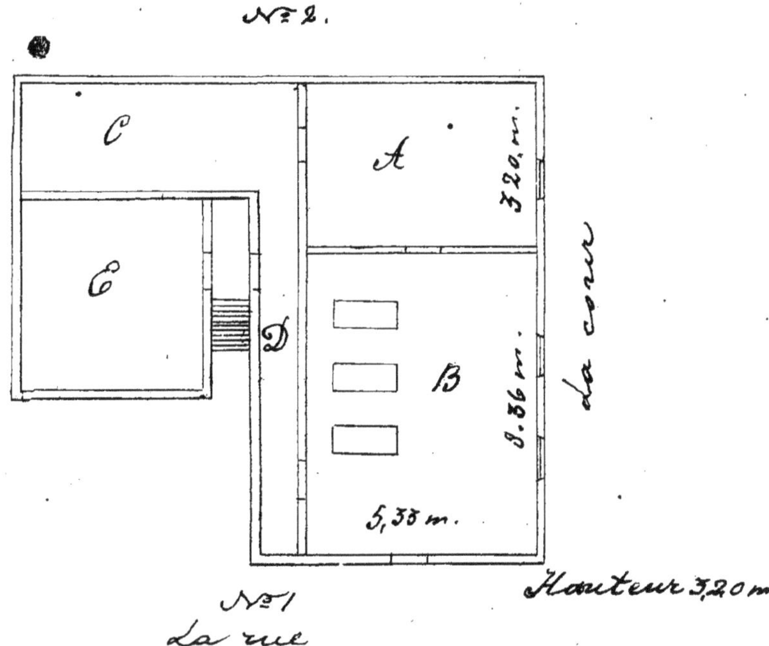

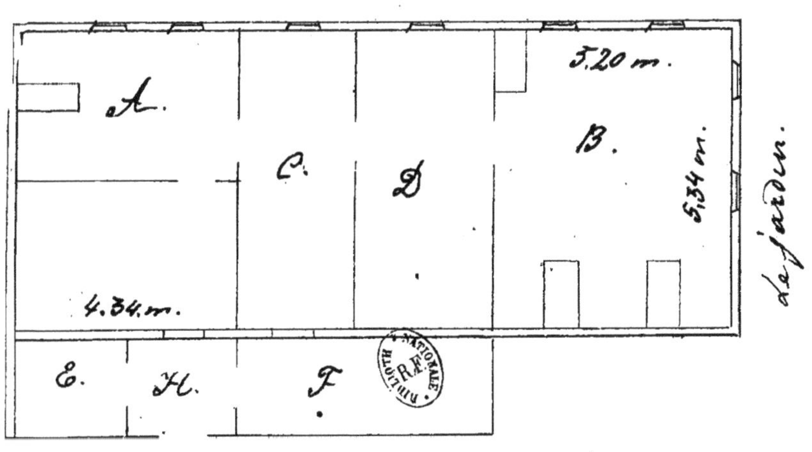

6

Asil de quartier de Wassilieff

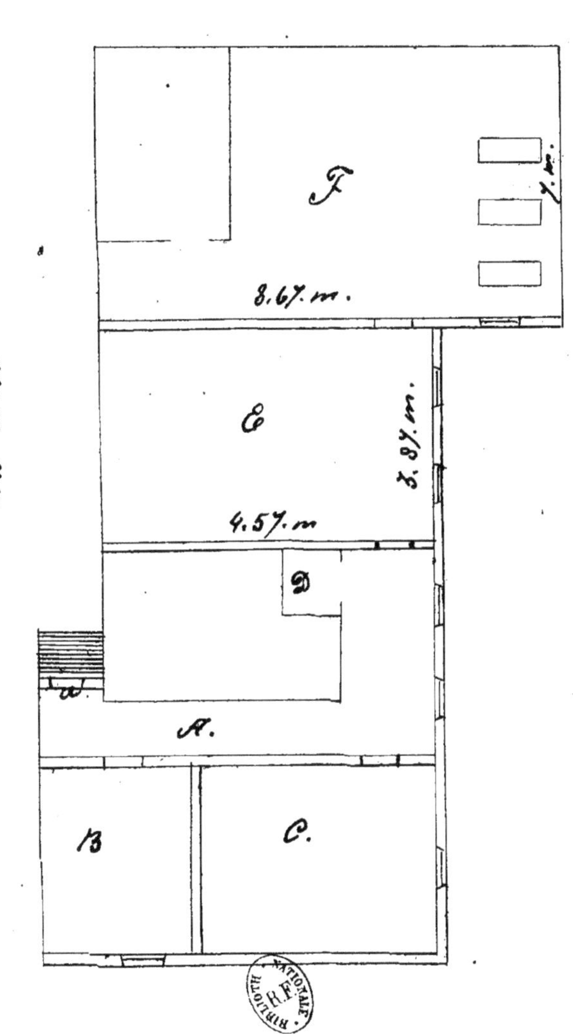

Asile du quartier de Moscou

La rue

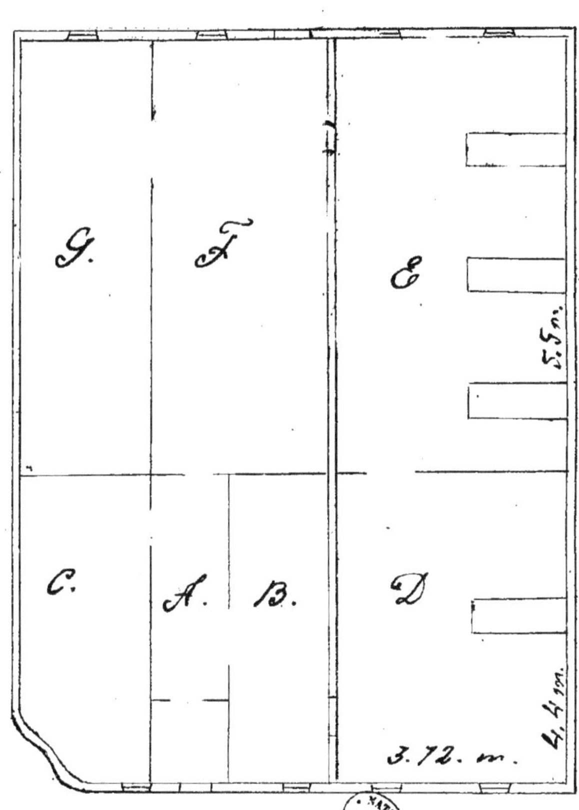

La cour

Hauteur = 2.76 m.

Asile faubourg d'Okhta

La cour

Hauteur = 3.

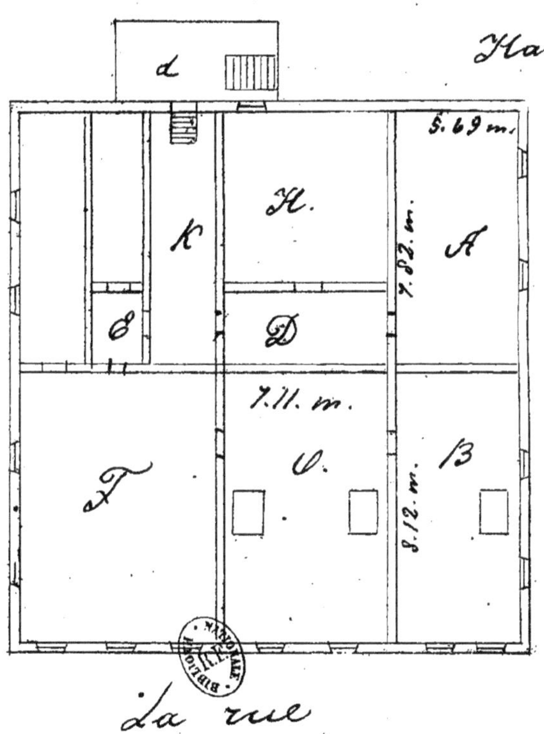

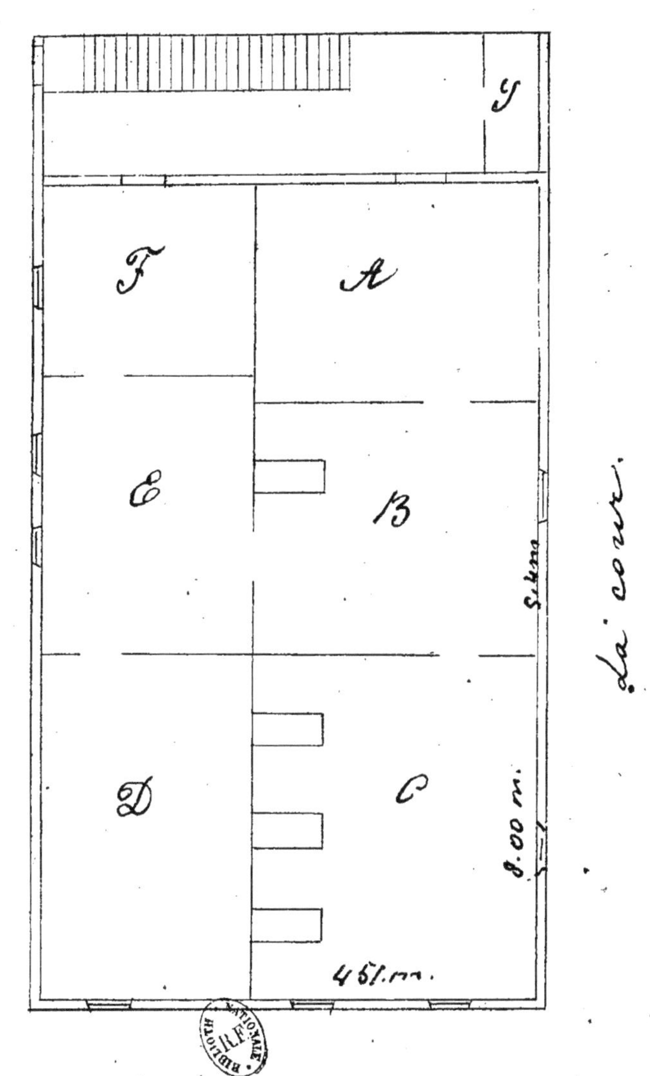

Asile de Tamskaia
g
F
A
E
B
D
C
La cour
La cour
Sikna
8.00 m.
4 51. m.
La rue
Hauteur : 2.84 m.

Asile du quartier de Souwaroff

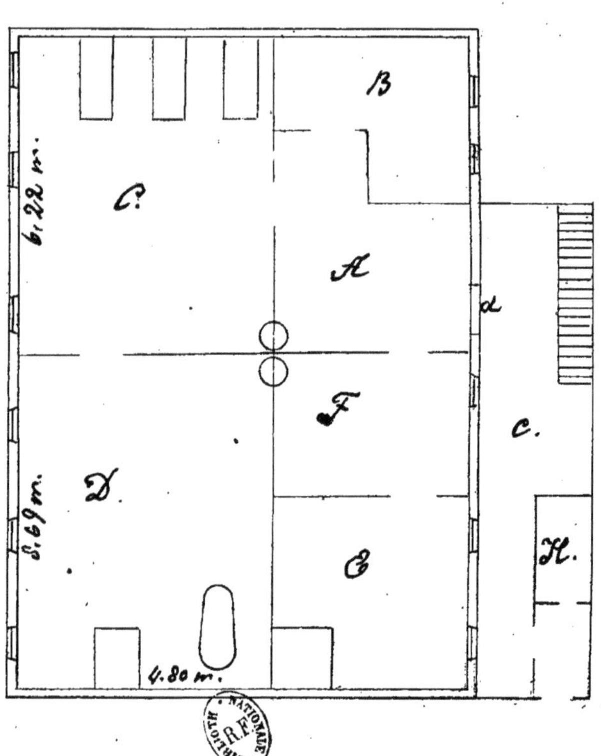

Hauteur = 2.89. m.

TRACÈS GRAPHIQES

de mortalité dans les grandes Maternités et les dix petits asiles pour femmes en couches a
St. Pétersbourg depuis janvier 1870 jusqu'au 1-er janvier 1876, ainsi que de l'Institut de
sage-femmes a Dresde pendant les années 1870, 1871, 1872 et 1873 (le dit Institut est
mentioné ici parce qu'il fait partie de Maternités modèles de l'Europe).

—————— Les asiles de femmes en couches.
················· Maternité de Mariinsky.
—·—·—·. L'Institut de sage-femmes.
····* La Maternité de l'hospice aux enfants trouvés.
— — — — — L'Institut de sage-femmes à Dresde avec le chiffre moyen annuel de 968 femmes
en couches.

%	1870 a.	1871 a.	1872 a.	1873 a.	1874 a.	1875 a.	La somme de 6 ans.

www.ingramcontent.com/pod-product-compliance
Ingram Content Group UK Ltd.
Pitfield, Milton Keynes, MK11 3LW, UK
UKHW020248180726
13839UKWH00001B/254

9 782329 155869